Maier
Sitz-Killer

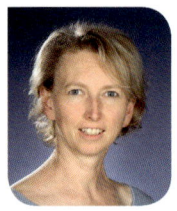

Ulrike Maier ist Sport-, Bewegungs- und Physiotherapeutin. Seit 12 Jahren arbeitet sie in einer Darmstädter Physiotherapie-Praxis, in der sie extrem viel mit »durchgesessenen« Menschen zu tun hat. Manchmal geht sie sogar an den »Tatort«, um die Sitzmöbel zu besichtigen und Menschen zu beraten. In der Zeitschrift »Physiopraxis« schreibt sie in einer Kolumne regelmäßig mit Witz und Humor über die Arbeit und den Praxisalltag einer Physiotherapeutin.

Ulrike Maier

Sitz-Killer

Über 50 Tipps, die Sie vom Sitzen abhalten

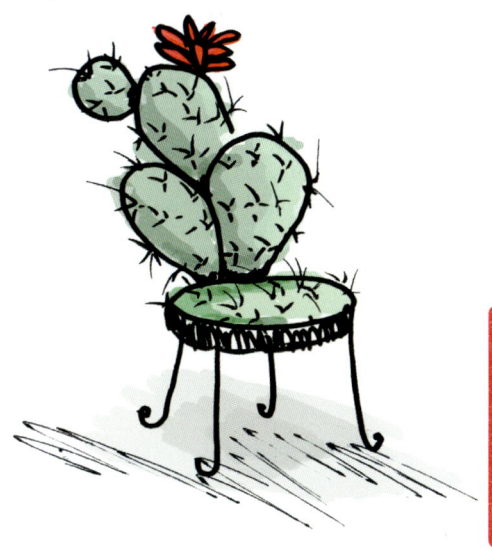

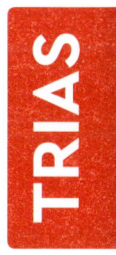
TRIAS

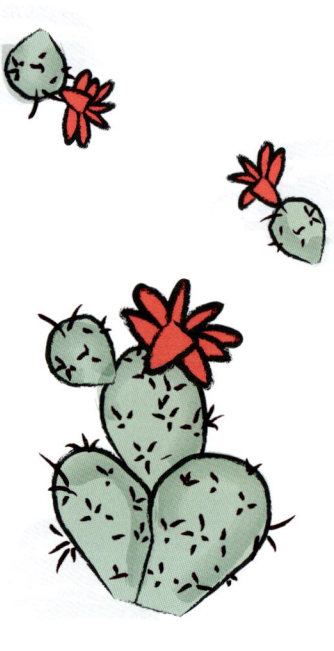

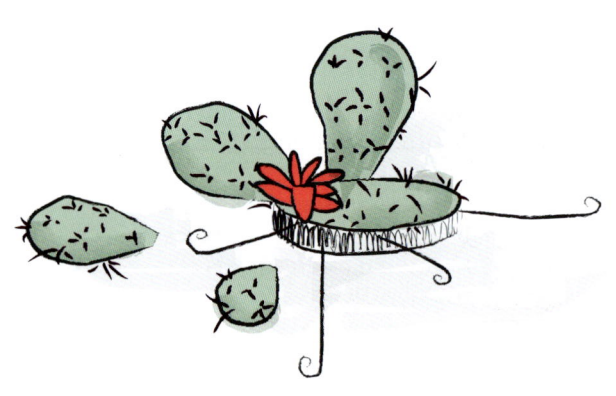

Liebe Leserinnen und Leser,

haben Sie manchmal Schmerzen im Rücken, in den Schultern oder sitzt Ihnen etwas förmlich im Genick? Sind Sie in den letzten Jahren viel zu häufig sitzen geblieben, wo Sie besser aufgestanden wären? Fallen Sie bei jedem Ankommen sofort erschöpft in das nächstgelegene Sitzmöbel und scannen Ihre Umgebung ständig nach brauchbaren Sitzgelegenheiten ab? Besetzen Sie noch Ihren Stuhl oder hat Sie das Möbelstück schon längst in Besitz genommen?

Wir haben uns zu einer Gesellschaft von Sitzenbleibern entwickelt, haben uns durchgesessen und die Dinge ausgesessen. Aufrecht stehen ist nicht unsere Stärke und Standpunkte erörtern wir unsinnigerweise auch eher auf Stühlen sitzend. Die Folgen sind mannigfaltig und betreffen nicht nur den Bewegungsapparat. Übergewicht, Bluthochdruck, Herz-Kreislauf-Beschwerden bis hin zu Diabetes und Stoffwechselerkrankungen resultieren aus der »geknickten« Position.

Nein, ich will damit nicht sagen, dass Sie sich nie wieder irgendwo niederlassen sollen. Ich will Ihnen lediglich auf humorvolle Art helfen, in Ihrem Alltag wieder eine Balance zu finden zwischen Absitzen, Aufrichten und Haltungeinnehmen; ich will Sie dabei unterstützen, wieder lustvoll in Bewegung zu kommen und (Fort-)Schritte zu machen, um wieder auf eigenen Füßen zu stehen.

Sie merken schon selbst beim Lesen: Aufstehen hat etwas mit Haltung zu tun, einer inneren und einer äußeren. Und Sie werden feststellen, wie viel Spaß es macht, wieder neue Standpunkte zu beziehen und sich dabei gleichzeitig etwas Gutes zu tun. Lassen Sie sich ein auf den Prozess, denn: Bewegung bedeutet Leben, mehr Bewegung bedeutet mehr Leben.

Ihre
Ulrike Maier

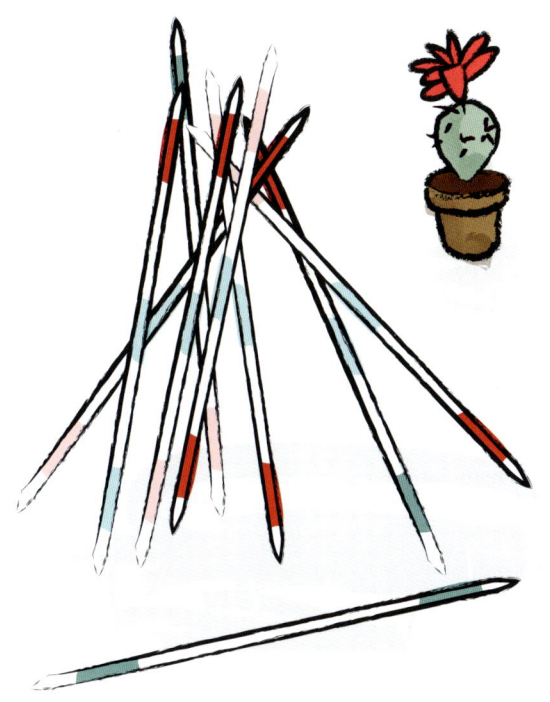

Die Mikado-
Gesellschaft

Wer sich bewegt, verliert ...?

»In unserer Kultur gelten die, die nicht sitzen bleiben, als merkwürdig, geradezu als unzuverlässig. Keine Bewegung! Denn die ist verdächtig.« (*Forrest Gump*) – Machen Sie sich verdächtig!

Dauersitzen ist der Weg zu allen Zivilisationserkrankungen unserer Zeit. Trotzdem verbringen wir den Großteil unseres Lebens in dieser Position. Der Homo sapiens hat sich im Lauf der Menschheitsgeschichte vom »bewegten Menschen« zum »Homo sedentarius«, zum sitzenden Menschen, entwickelt. Ein Prozess, der uns krank macht. Die Experten läuten die Alarmglocken. Aber wie konnte es dazu kommen?

Die Geknickten – warum wir uns beugen

Noch vor unserem ersten Geburtstag stellen wir überrascht fest: »Upps, ich kann ja stehen!« Mit einer unbändigen Freude streben wir himmelwärts und setzen uns mit endloser Energie die nächsten Monate und Jahre in Bewegung, um die Welt zu erobern.

Doch dann bekommt der Lebenslauf einen Riesenknick.

Spätestens in der Schule wird uns das Stillsitzen beigebracht. Wir lernen, dass Sitzen die Voraussetzung für Bildung ist und ein Zeichen von Klugheit. Ganz schön dämlich, wo doch jeder weiß, dass bei Bewegungslosigkeit die Durchblutung im Körper leidet – auch die des Gehirns. Während wir dann später in der Arbeitswelt Excel-Tabellen füllen, IT-Programme erstellen und das Internet mit all unseren intimen Details füttern, arbeiten unsere inneren Organe auch ohne unsere Unterstützung wie verrückt weiter, als hätte es die Industrialisierung nie gegeben. Und während wir uns immer kleiner und die Maschinen immer wichtiger machen, erhalten uns Zwerchfell, Leber und Co. tapfer am Leben. Und das, obwohl sie immer weniger Raum bekommen.

Was aber macht der zivilisierte Mensch, wenn er ein Problem hat? Genau das, was er gelernt hat: AUSSITZEN! Morgens schon beim Frühstück, im Auto, am Schreibtisch, beim Abendessen, beim Computerspielen, Online-Shopping und vor dem Fernseher. Getreu dem Motto: Die Gentechnologie wird schon beizeiten effiziente Schrumpfnieren und Knickwirbelsäulen entwickeln. Innere Organe aber sind keine Mikrochips. Es wird Zeit, aufzuwachen, endlich aufzustehen und das Problem anzugehen! Genau: GEHEN!

Ganz geknickt – wohin mit Zwerchfell, Leber und Co.?

Das gebeugte Sitzen am Schreibtisch in ständiger Bewegungslosigkeit setzt all unsere physiologischen Strukturen unter Stress. Was passiert dabei mit uns? Eine ganze Menge Unerfreuliches!

Immobilität bedeutet weniger Durchblutung; das schadet den Gefäßen und hat unangenehme Auswirkungen, von kalten Füßen und Krampfadern über schlecht funktionierende Herzfunktionen bis hin zur Minderversorgung des Gehirns. Das Denken ohne Sauerstoff stellt jedoch auf Dauer eine große Herausforderung dar!

Muskeln, die man nicht benutzt, machen sich immer dünner. Und damit beißt sich die Katze in den Schwanz: Ohne Muskeln ist keine Aufrichtung möglich und ohne Aufrichtung und Bewegung nehmen die Muskeln ab.

Wenn sich nun fast nichts mehr bewegt, sind die Knochenstrukturen schon bei jeder kleinen Alltagsaktivität schier überfordert. Sie bekommen ja keine Unterstützung mehr. Aber schlecht stabilisierte Gelenke laufen nicht rund, scheuern sich ab, und dann kommt Sand ins Getriebe: die Arthrose. Und wer erst einmal Schmerzen hat, der hat auf Bewegung noch weniger Lust.

Unsere Muskulatur ist das Stoffwechselorgan Nummer eins! Wenn die Muskeln aber nur noch halb verkümmert im Körper vorhanden sind, wird von unserer aufgenommenen Nahrung viel weniger ge- und verbraucht. Das Gewicht nimmt überhand, überschüssiges Fett drückt dann bei gebeugter Körperhaltung nach vorne und bildet eine »Wampe«, während der Po quasi mit dem Stuhl verwächst.

Die richtigen Probleme kommen jetzt erst, denn die orthopädischen allein sind noch nicht lebensbedrohlich. Wenn das Zwerchfell durch die Beugung beeinträchtigt wird und die Schultern den Brustkorb nach vorne einengen, bekommt man immer weniger Luft in die Lunge. Und Leben ohne Atmen ist nun mal in der Natur nicht vorgesehen.

Was Couch-Potatos auf Dauer blühen kann

Die eingequetschten Verdauungsorgane und der ständige Sauerstoffmangel sowie die Gewichtszunahme erhöhen den Stress bei der Nahrungsverwertung. Tatsächlich steigt dadurch das Risiko für Bluthochdruck und Diabetes mellitus. Und das wiederum kann durchaus das Leben verkürzen.

Trägheit vermehrt Trägheit. Wer immer weniger aktiv ist, wird immer schlapper, und wenn sich die Spirale erst einmal nach unten dreht, wird auch das Gemüt stark in Mitleidenschaft gezogen. Depressionen sind auf dem Vormarsch und jede Studie belegt, dass Bewegung dem entgegenwirkt.

Um Ihnen die Angst zu nehmen: Sie verkürzen nun nicht mit jedem einzelnen Hinsetzen Ihre Lebenszeit. Das ist Quatsch! Aber das chronische »Absitzen«, die ständige gebeugte Körperhaltung und die fehlende Bewegung sind Gift für unsere Gesundheit. Die gute Nachricht: Sie können sehr einfach und kostengünstig etwas dagegen tun! Sie müssen nur aufstehen, sich groß machen und in Bewegung setzen. Dazu brauchen Sie keinen Arzt oder Apotheker zu fragen!

Das kannst du knicken – Gelegenheitssport reicht nicht

»Aber ich geh doch zweimal die Woche joggen und am Wochenende zum Yoga!«, werden jetzt viele sagen. Und genau das hat die Weltgesundheitsorganisation (WHO) ja auch vorgeschlagen: 150 Minuten moderate Bewegung in der Woche oder 75 Minuten intensives Training. Das sind auch sehr gute Ansätze für eine Gesamtfitness. Leider ersetzt es aber nicht die tägliche Aktivierung. Der Körper braucht Bewegung nicht für den Spaß; er ist dafür gemacht, sich auch ohne Hobby fortzubewegen. Ein Feldarbeiter, der noch mit den eigenen Händen die Früchte erntet, braucht dieses Buch nicht. Die Digitalisierung kann unsere Steinzeit-Physiologie nicht virtualisieren. Wir sind Menschen und Bewegung bedeutet für uns Leben. Wir können diese Tatsache leider nicht auf Dauer aus unserem Alltag streichen oder aufs Wochenende verlegen. Wer beruflich ständig sitzt, muss sich ständig in Bewegung setzen – so einfach ist das. Das ist Teil der menschlichen Natur!

Knackige Zahlen – Statistik und eigene Wahrnehmung

»Traue keiner Statistik, die du nicht selbst gefälscht hast!« Dieses geflügelte Wort, das fälschlicherweise Winston Churchill zugeordnet wird, fehlt in keinem Artikel oder Buch über Statistik. Aber wo mancher nur den Zahlen traut, bevor er glaubt, hat ein anderer ein diffuses Gefühl und legt seine Gesundheit in die Hände von spirituell Feinstofflichem. Warum aber nicht den Blick auf die Wissenschaft werfen und mit den eigenen Erfahrungen abgleichen? Das ist keine Glaubensfrage, sondern das Sammeln von Möglichkeiten, um der individuellen Wahrheit am nächsten zu kommen.

Der prominenteste wissenschaftliche Vertreter der Anti-Sitz-Kampagne ist Dr. James Levine, Leiter des Obesity-Solution-Projekts, der sich an der Mayo Clinic der Arizona State University mit Lösungen gegen Übergewicht befasst und das Problem mit plakativen Äußerungen wie »Sitzen ist das neue Rauchen« oder »Wir sitzen uns tot!« auf den Punkt bringt.

Seine Thesen sind einfache Antworten auf ein komplexes Geschehen, die eine wahre Gesundheitshysterie auslösten. Und tatsächlich: Viele seriöse Studien unterstützen seine Behauptung. Ein Forscherteam veröffentlichte 2017 im Fachmagazin *Annals of Internal Medicine* eine Untersuchung, in der die Wissenschaftler feststellten, dass Sitzen tatsächlich ein eigenes Gesundheitsrisiko darstellt, das sich nicht vollständig kompensieren lässt.[1] Dazu hatten sie 8000 Amerikaner im Alter von 45 Jahren und älter beobachtet und analysiert. Das Resultat: Wer mehr als 13 Stunden täglich sitzt, hat ein doppelt so hohes Sterberisiko wie Menschen, die nur elf Stunden oder weniger sitzen. Dabei ging klar hervor, dass es vor allem das ununterbrochene Sitzen ist, das mannigfaltige Schädigungen nach sich zieht. Das Sterberisiko sinkt nach diesen Untersuchungen schon, wenn man nach einer halben Stunde das Sitzen unterbricht und sich kurz bewegt.

Die WHO wiederum stuft körperliche Inaktivität weltweit als vierthäufigste Todesursache ein. 3,2 Millionen Menschen sterben jährlich an Folgen des Bewegungsmangels.[2] Da unsere inaktive Zeit vor allem im Sitzen stattfindet, werden Inaktivität und Sitzen oft als Synonym benutzt. Differenziert man die Begrifflichkeit, wird deutlich, dass auch Stehen oder Liegen keine Aktivität darstellen. Das sollte einem gesundheitsbewussten Menschen klar sein. Weniger Sitzen allein hilft wenig. Zudem ist auch zu unterscheiden: Aufstehen ist eine Aktivität, Stehen allein nicht!

Spüren Sie schon, wie Sie die Angst befällt? Wie die allgemeine Gesundheitshysterie Sie ansteckt? So vieles ist jetzt plötzlich das neue Rauchen: der

---

1 Quelle: Keith M. Diaz u. a. (3. Oktober 2017): *Patterns of Sedentary Behavior and Mortality in U.S. Middle-Aged and Older Adults: A National Cohort Study*, in: Annals of Internal Medicine, 167 (7), S. 465–475.

2 Quelle: Weltgesundheitsorganisation WHO: *Health Topics: Physical Acitvity*, in: www.who.int/topics/physical_activity/en (Stand: Mai 2019).

Proteinüberschuss genauso wie Zucker, Übermüdung, Einsamkeit – sogar das Putzen ist laut einer norwegischen Studie schlimmer als 20 Marlboros am Tag! Völlig gefrustet fangen Sie das Rauchen wieder an, geben den Haushalt der Verwahrlosung preis und sterben vor Angst …?

Angst ist kein guter Motivator. Wenn Sie ehrlich sind, brauchen Sie gar keine Statistik, um selbst festzustellen, dass Ihnen Bewegung guttut. Dass ein bewegter Tag ein guter Tag ist und mehr Lebensfreude bringt. Sie können nicht verlieren, nur gewinnen!

Da knick ich ein – von Stimmungskillern und Schweinehunden

Manchmal kommt man so gar nicht in die Pötte. Wer behauptet, er habe immer auf alles Lust, ist oft kurz vor dem Burn-out. Deshalb gönnen Sie sich ruhig mal den Alltags-Blues und hassen Sie sich nicht dafür. Meist hilft es, über den eigenen Schatten zu springen und an die frische Luft zu gehen. Dabei gibt es kein schlechtes Wetter, nur schlechte Kleidung! Man kann auch mies gelaunt durch den Wald gehen. Bäume sind sensible Wesen, kommen mit Anschreien aber viel besser zurecht als Nachbarn und Familie.

Egal wie gering die Motivation ist, finden Sie für sich ein Minimalprogramm für solche Tage. Wenn gar nichts mehr geht, bringen Sie wenigstens das Glas zum Container oder stecken Sie einen Finger in dieses

Buch und setzen Sie exakt den Tipp um, den Ihnen die Zufallsseite beschert. Grundsätzlich ist bei Stress und Müdigkeit Bewegung nicht das Problem, sondern der Rettungsanker!

Manchmal sind innere Einstellungen leichter zu verändern als gleich das ganze Verhaltensmuster. Deshalb denken Sie nicht immer: »Ich muss noch, ich muss noch …«, sondern genießen Sie Ihre Fähigkeiten zur Bewegung. Der Stuhl ist kein Gefängnis, auf dem Sie eine Strafe absitzen. In keinem Arbeitsvertrag steht, dass Aufstehen verboten ist oder umgekehrt eine lästige Pflicht.

Lassen Sie sich von Leuten, die gut finden, was Sie machen, bewundern und von Kritikern nicht runterziehen. Wenn Sie diese nicht überzeugen können, gehen Sie Ihnen aus dem Weg. Sie sind nicht in einer Mission unterwegs, sondern Sie wollen sich besser fühlen. Finden Sie Mitstreiter – in Gruppen fällt eine Veränderung deutlich leichter.

Manchmal braucht man Unterstützung oder jemanden, der einen ein bisschen anschubst. Wenn Sie merken, dass Sie das Selbstmanagement überfordert, holen Sie sich für ein paar Termine einen Bewegungscoach, zum Beispiel einen Physio- oder Sporttherapeuten. Langfristig sollte jedes große Unternehmen für den Alltag einen Bewegungscoach engagieren, der zum einen Gruppen mobilisiert und zum anderen individuelle Konzepte entwickelt. Wer seinen Betrieb »gesundhält«, spart an Krankheitstagen!

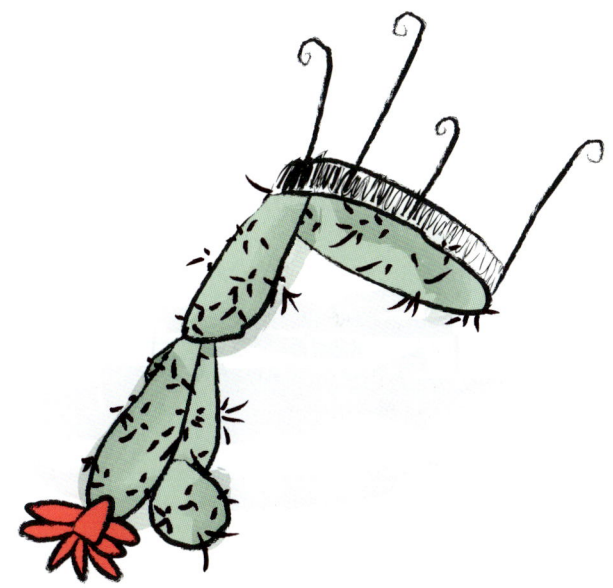

Die 53 besten
Anti-Sitz-Kicks

Wo steh ich bloß, wo geh ich hin?

Es gibt viele Möglichkeiten, den Hintern wieder hochzukriegen! Dazu müssen wir uns aber erst einmal positionieren – im wahrsten Sinne des Wortes!

Ein guter Anfang, dem Sitzen entgegenzuwirken, ist, aufzustehen und nachzudenken. Sitze ich wirklich so viel? Was und warum sitze ich alles aus? Wer lässt mich denn dauernd sitzen? Welche Alternativen bieten sich und wie kann ich dabei Freude empfinden? Die folgenden Tipps geben Ihnen einfache und fröhliche Einstiegshilfen, um vom Sitzen in die Bewegung zu kommen.

1 Proben Sie den Aufstand!

Überraschen Sie Ihre Mitmenschen und sich selbst: Stehen Sie spontan von Ihrer sitzenden Tätigkeit auf und stellen Sie sich auf Ihre Füße. Eine kleine Ein-Mann-/Eine-Frau-Show. Und dann wird Ihnen mitten im Alltag bewusst: »Hoppla, meine Füße tragen mich. Und wenn ich stehe, bin ich verdammt groß.«

Plötzlich kommen die Fragen und Beobachtungen von selbst: »Hey, ich krieg ja auf einmal richtig Luft! Sind da echt Muskeln? Wie verdammt lang ist eigentlich meine Wirbelsäule im gestreckten Zustand? Wow, meine Beine gibt es auch mit Durchblutung!« Alles Erfahrungen, die Ihnen ein gutes Gefühl vermitteln, versprochen! Nehmen Sie sich den Raum und die Zeit, sich Ihrer selbst bewusst zu werden, um selbstbewusst zu werden. Denn wer hat Ihnen denn gesagt, dass Sie sich immer klein machen müssen?

2 Da steh ich drauf! – Die Leichtigkeit des Seins

Kennen Sie den Satz: »Wenn es nicht wehtut, war es nichts!« Vergessen Sie, was man Ihnen beigebracht hat. Aufstehen und Bewegung sind keine Qual! Es gibt ganz viele Dinge in Ihrem Alltag, bei denen Sie sich aufrichten und bewegen, ohne dass Sie pausenlos eruieren, ob das Ihr Leben verlängert. Und damit haben Sie schon ganz schön viel richtig gemacht! Sie machen diese Sachen, weil Sie dazu einfach Lust haben. Das kann der Spaziergang mit dem Hund sein, das Anpflanzen von Gemüse im Garten, die Volkstanzgruppe von nebenan oder das Bemalen der Hauswände mit bunten Einhörnern. Lassen Sie Ihrer Persönlichkeit freien Lauf. Dehnen Sie diese Lustbarkeiten aus, soweit es machbar ist. Gönnen Sie sich das! Was Freude

Bewegende Worte

Gute Vorsätze haben wir alle, doch oft gehen all die schönen Gedanken in der Hektik des Alltags verloren. Um dem entgegenzuwirken, hilft es, einen Merksatz, der ein besonderes Gefühl hinterlässt, am Spiegel oder dem Computer anzubringen. Wiederholen Sie ihn immer wieder, bis er in Ihnen verankert ist, um dann den nächsten »magischen« Satz zu formulieren.

Hier ein paar Beispiele für solche »Mantras«:

- Atme!
- Probe den Aufstand!
- Ich habe eine Haltung!
- Jetzt kommt was in Bewegung
- Ich habe ein bewegtes Leben
- Meine Füße tragen mich
- Ich tanz heut aus der Reihe!

macht, steigert die Lebensqualität, und wer froh ist, lebt gesünder. Zumindest, wenn man sich beim Graffiti auf die eigenen Hauswände beschränkt …

3 Ich bin eher der sportliche Typ! Ehrlich? – Die Blacklist

Manchmal hat man komplett den Überblick über das, was man eigentlich am Tag so treibt, verloren. Beim Versuch, bester Mitarbeiter des Monats zu sein, die

Kinder pünktlich zu all ihren Hobbys zu befördern, fachlich, politisch und modisch immer auf dem neuesten Stand zu bleiben und dabei noch eloquent und sympathisch mit den Vorgesetzten zu plaudern, hat man glatt vergessen, welche Haltung man eigentlich eingenommen hat. Was hilft: Besorgen Sie sich eine Stoppuhr und lassen Sie diese einen Tag lang laufen, sobald Sie sitzen oder ruhen. Am zweiten Tag machen Sie dasselbe beim Stehen und am dritten Tag bei der Bewegung. Wie sieht Ihre Bilanz danach aus? Oft ist das Ergebnis ernüchternd. Rund 7,5 Stunden sitzt der oder die Deutsche durchschnittlich ab, rund ein Fünftel der Bevölkerung sogar 9 Stunden. Die Hälfte aller Deutschen befindet sich im Energiesparmodus, hat sich quasi abgeschaltet. Gehören Sie auch dazu? Dann lässt sich das ändern!

PS: Eine Stoppuhr am Arbeitsplatz suggeriert bei den Kollegen Leistungsstärke. Das ist zwar völliger Unsinn, aber eine coole Imagesteigerung!

4 Was geht, geht! – Die Whitelist

Verschieben Sie Ihr Alltagsverhalten in Richtung körperliche Aktivität. Vergleichbar ist das mit der Ernährungsumstellung. Da dürfen Sie auch alles essen, was Sie wollen, nur auf die Verteilung müssen Sie achten. Auf dem Teller sollten im Idealfall drei Viertel der Fläche mit Rohkost und Gemüse bedeckt sein, Fleisch und Nudeln teilen sich den Rest. Übertragen auf das Anti-Sitz-Programm ist die körperlich aktive

Phase das Gemüse mit Rohkost, also drei Viertel des Tages. Anhand Ihrer Zeitmessungen stellen Sie fest, welche Phasen Sie ausdehnen sollten. Einfache Regel: Was geht, geht. Das heißt, jede Form von Bewegung und Fortbewegung ist zu befürworten. Machen Sie sich eine Liste und erweitern Sie diese alltagtauglich. Wie Sie das im Einzelnen managen können, erfahren Sie in den folgenden Tipps. Suchen Sie sich in dem Potpourri von Vorschlägen aus, was zu Ihrem Leben passen könnte!

5 Alles nur durchstehen ist auch keine Lösung!

»Ich steh mir doch schon die Beine in den Bauch!« Wenn Sie Bäckereifachverkäuferin sind, haben Sie am Ende Ihres Tages kein Stehdefizit mehr. Sie können es sicher bestätigen: Stehen allein macht nicht gesünder! Und das zeigt den häufigen Irrtum bei der derzeit angesagten Anti-Sitz-Welle. Die Lösung ist nicht, alles nur eben durchzustehen, sondern mehr Dynamik ins Leben zu bekommen. Sich öfter hinstellen, wenn man viel sitzt, ist eine Option, aber der Körper lebt von der Abwechslung. Wer viel steht, darf sich auch mal hinsetzen und die Beine hochlegen, aber er oder sie sollte sich auch beim Stehen mehr bewegen, damit die Muskeln das ganze Blut zurück zum Herzen pumpen. Unsere Abläufe sind oft zu statisch. Es geht also um Bewegung und Abwechslung. Schauen Sie auf Ihre Black- und Whitelist und entscheiden Sie selbst.

Der Morgenmuffel macht mobil

Bewegt in den Tag und der erste Schritt ist schon gemacht. So brauchen Sie keinen Kaltstart für die kommenden Anti-Sitz-Kicks hinzulegen.

Jedem Anfang wohnt ein Zauber inne«, sagte schon Hermann Hesse. Das gilt für den Beginn eines neuen Lebens wie auch für den neuen Tag. Wenn Sie den Kreislauf mit kleinen Übungen schon in Schwung gebracht haben, können Sie tagsüber den inneren Schweinehund besser in Schach halten. Außerdem helfen Rituale, den Alltag besser zu meistern und Stress abzubauen. Gesunde Gewohnheiten sind die besten Freunde. Gut, wenn man mit besten Freunden in den Tag starten kann.

6 Zahnputz-Fitness

Auch während der Morgentoilette können wir sie in Schwung bringen: die Gelenke. Drei Minuten schrub-

ben wir morgens unser Gebiss, eine Vorgabe, die drei
Übungen perfekt strukturiert:

* eine Minute wiederholt auf die Zehenspitzen,
* eine Minute wiederholt leicht in die Knie gehen,
* eine Minute die Knie abwechselnd rechts und links
  nach oben ziehen.

Das macht wach und regt den Kreislauf an. Und was
den Kreislauf anregt, vertreibt die Schwermut.

7 Unordnung ist in Ordnung

Quält Sie jeden Morgen der Blick auf Berge von
ruhender Wäsche, liegen gebliebenem Spielzeug oder
auf dem Boden verstreuten Akten? All das kann Ihr
kleiner privater Trimm-dich-Pfad werden. Wir erin-
nern uns: Alles, was geht, geht! Das Übersteigen und
Überspringen vermeintlicher Unordnung mobilisiert
in einzigartiger Weise die Koordination und Beweglichkeit. Der Steinzeitmensch hatte auch keine freige-
räumten Laminatböden, sondern seine Wege waren
gespickt mit Felsen, Steinen und Gestrüpp. Ändern Sie
Ihre Einstellung: Was vorher lästiges Aufräumen war,
unterstützt plötzlich Ihre körperliche Gesundheit!

8 Frühstück auf Italienisch

Es gibt den Mythos, man solle im Stehen nicht
essen. Entscheidend ist aber allein, dass Sie nicht im

Laufschritt unter Stress schlingen. Nehmen Sie sich Zeit und kauen Sie lange – das kann auch mal ruhig am Küchentresen stattfinden. Die Betonung liegt auf ruhig. So beugen Sie Magengeschwüren vor. Außerdem hat der Magen im Stehen mehr Platz und man schluckt das Essen nicht gegen Widerstände hinunter. Der neue Gesundheitstrend geht zum Frühstücksverzicht, weil nach neueren Erkenntnissen das Frühstück, Sie erraten es schon, so ungesund wie Rauchen sein soll. Es gibt keine Studie, die nicht eine andere widerlegt. Allerdings sind sich die Experten einig: Wer morgens keinen Hunger hat, sollte einfach nicht frühstücken oder erst später. Denn – wie wir alle wissen – nicht alle Menschen sind gleich.

Die Italiener wiederum frühstücken nicht und trinken ihren Cappuccino im Stehen. Die Sterblichkeitsrate ist dadurch in Italien nicht höher als in Deutschland. Und wer abnehmen will, ist mit einem frühen Abendessen und späten Frühstück wohl besser aufgestellt, da er dem Magen so eine lange Pause gönnt.

9 Der Geschirr-Staffel-Lauf

Das lästige Abräumen des Tisches kann zum Event für die ganze Familie werden. Jede Gabel, jeder Teller wird einzeln zur Spülmaschine getragen; wenn einer zurück ist, legt der nächste los. Eine Stoppuhr gibt es ja schon, wer ist am flottesten? Und wenn doch wieder alles an Ihnen allein hängen bleibt, haben Sie immerhin mehr Bewegung als die anderen …

Der Weg ist das Ziel

Um zum Arbeitsplatz zu kommen, gibt es verschiedene Fortbewegungsarten. Die beste ist, einen Fuß vor den anderen zu setzen!

Auto, Zug und Bus sind beliebte Fortbewegungsmittel, um an den Arbeitsplatz zu gelangen. In den öffentlichen Verkehrsmitteln kämpfen wir um die letzten Sitzplätze, beim Autofahrer-Tourette erhöhen wir den Blutdruck mit Beschimpfungen von Mitmenschen und dann kommt die Schnappatmung, weil im Stau nichts mehr vorwärtsgeht. Unglaublich, wie gern wir uns bewegen lassen, obwohl wir es doch selbst tun könnten, und zwar ohne Nervenzusammenbruch.

10 Logisch ökologisch! Brauchen Sie Ihr Auto wirklich immer?

Auf das Auto zu verzichten ist der Gewinnbringer Nummer eins auf dem Weg zu mehr Bewegung. Probieren Sie es aus, eine Woche oder auch nur einen Tag ohne Auto zu verbringen, und merken Sie selbst, wie sich die Ruhe-Aktivitäts-Balance deutlich verschiebt. Wer Zeitprobleme hat, kann häufig mit Rad oder E-Bike kompensieren. »Auf dem Fahrrad sitze ich doch auch wieder!«, werden Sie jetzt sagen. Aber es geht ja vor allem um Bewegung und Dynamik. Ohne Auto verbessern Sie außerdem ganz nebenbei Ihre Ökobilanz. Und das kommt der ganzen Welt zugute! Erstrebenswert, oder?

11 Für Abenteurer – weit weg parken und neue Stadtviertel entdecken!

Nicht jeder hat die Möglichkeit, auf das Auto zu verzichten. Aber es gibt fast immer die Option, die Gehstrecke zu verlängern. Das heißt in diesem Fall, weiter weg zu parken. Wie jede Maßnahme hat auch diese einen Mehrgewinn außerhalb der schnöden Sportlichkeit. Zwar muss man für diese Methode mehr Zeit einplanen, aber oft findet man woanders schneller einen Parkplatz. Und man lernt seine fernere Umgebung ganz neu kennen. Ein architektonisch interessantes Haus, eine besondere Kirche, andere Läden, Cafés und neue Gesichter, das ist wie Miniatur-Urlaub und schafft gesunde Distanz zu beruflichen Herausforderungen. Ein freier Kopf kann freier arbeiten! Wer einen eigenen Firmenparkplatz hat, kann noch eine Runde zu Fuß drehen oder den freien Platz hin und wieder jemand anderem anbieten. Kleine Gefälligkeiten pflegen die Freundschaft.

12 Der gute Mensch in Bus und Bahn

Nicht nur die Ökobilanz lässt sich aufpeppen, auch das Sozialimage. Wer Bus und Bahn benutzt, hat nicht nur die Gehstrecke zu den Haltestellen als Pluspunkt und die Umwelt geschont. Bieten Sie Ihren Sitzplatz an, geben Sie ihn frei und ernten Sie dankbare Blicke. Eine Win-win-Situation: Während Sie Sitz-Zeit verkürzen und Ihre Gesundheit unterstützen, gewinnen Sie an Ansehen. Und wer Gutes tut, der erfährt Gutes. Doppelt.

13 Selbst gelaufen spart den Personal Trainer

»Aber das kostet doch alles so viel Zeit!« – Dies ist das Hauptargument gegen das Selbstbewegen. Wenn wir uns jedoch ausrechnen, wie viele Fitness-Studio-Besuche, wie viele Arztbesuche, Gesundheitskosten und vor allem Schmerzen wir uns ersparen, fällt das Ergebnis deutlich positiver aus. Überall, wo Sie selbst hingehen, haben Sie Geld gespart, Ihre Lebenszeit verlängert und an Lebensqualität gewonnen. Das macht diese Zeit so kostbar!

Eine bewegende Wirkungsstätte

Der Sitzplatz Nummer eins steht im Büro! Es gibt jedoch Gelegenheiten genug, die Ausgangslage zu verbessern.

Fast drei Viertel aller Jobs finden inzwischen im Sitzen und in der Bewegungslosigkeit statt. Natürlich gibt es Tätigkeiten, die nur auf dem Stuhl und am Schreibtisch erledigt werden können. Und doch sind da so viele Momente, in denen wir keinen Stuhl benötigen. Wir haben das Sitzen in den Arbeitsprozessen kultiviert und uns so daran gewöhnt, dass wir, sobald es geht, einen Stuhl aufsuchen. Aufstehen und Umdenken helfen … und alle folgenden Tipps.

14 Talk to go – Mitarbeitergespräche im Grünen

Es gibt viele Themen, die unter vier Augen besprochen werden müssen. Das können Mitarbeitergespräche sein, Übergaben, aber auch Themen, die eine neue, kreative Herangehensweise brauchen. Speziell beim letztgenannten Beispiel hat sich herausgestellt, dass ein solches Gespräch bei einem Ortswechsel, kombiniert mit einem Spaziergang, effektiver sein kann. Aber auch angespannte oder knifflige Unterredungen müssen nicht in Sitzungen mit einem Meter Abstand Auge in Auge stattfinden. Sie verlaufen deutlich harmonischer bei einem Gang durch den Park. Das mag daran liegen, dass man in Stresssituationen in den Kampf- oder Fluchtmodus wechselt. Das erhöhte Adrenalin baut sich dabei nur durch Bewegung ab. Und unser Körper fühlt sich außerhalb geschlossener Räume weniger bedroht.

Natürlich ist es nicht immer sinnvoll oder möglich, alles beim Spaziergang zu lösen, aber fast jedes Meeting hat Anteile, die nicht am Tisch abgearbeitet werden müssen. Wir denken, nur was am Tisch stattfindet, sei Arbeit. Denken Sie um und machen Sie sich klar: Nicht alles, was Sie im Sitzen erledigen, ist produktiv und bei Weitem nicht alles, was vom Schreibtisch wegführt, ist gleich Freizeit.

15 Telefonieren treppauf, treppab

Grundsätzlich muss nichts, was mit Reden zu tun hat, im Sitzen passieren. Wenn Sie, egal ob beruflich oder privat, viel telefonieren, können Sie dabei getrost Stufen steigen oder durch die Gänge hüpfen. Das macht jedes Telefonat zum Fitnesstermin. Konsequent umgesetzt, haben Sie dabei mehr Kalorien verbraucht als beim Joggen. Außerdem liefert Ihnen das Konzept eine gute Ausrede, um lange Telefonate mit der besten Freundin zu führen! Die Wahrscheinlichkeit, dass sich die Gespräche eher verkürzen und oft aufs Wesentliche beschränken, steigt allerdings anfangs an. Mit zunehmender Kondition wird es dann aber bald ein Leichtes, im Ausdauerbereich zu plaudern.

16 Vergessen Sie nicht: Ein Stuhl hat vier Seiten

Zugegeben, so ganz ohne Stuhl geht es nicht immer. Wohin aber mit sich, wenn das Projekt in den nächsten fünf Minuten fertiggestellt werden muss, man vorher keine rettenden Maßnahmen getroffen hat und jetzt alle Glieder wie verrückt schmerzen?

Die schnellste und einfachste Methode, quasi ein Entspannungsersthelfer, ist hier, den Stuhl zu drehen. Dann setzen Sie sich rittlings drauf und stützen über die Lehne die Vorderseite des Körpers ab. Das bringt spontan Entlastung für den Rücken, dehnt die Adduktoren, also die Oberschenkelinnenseiten, unterstützt den Schultergürtel und hilft, in der Aufrichtung zu bleiben. Das ist natürlich keine Dauerlösung, aber immerhin eine dynamische Variante zum Sitzen.

Dreht man dafür die Stuhlseite nach vorne, die nun ohne Rückenlehne ist, hilft das, aktiv zu sitzen, da man nicht die ganze Zeit nach hinten abhängt. Wer Armlehnen hat, kann sich auch mal auf diese setzen, vergleichbar mit einem Stehhocker. Das unterstützt die aktive Aufrichtung. Wenn Sie sich dann aber weit nach vorn lehnen müssen, um zu tippen, ist diese Position nur kurzfristig als Dehnung geeignet. Bleiben Sie dynamisch, probieren Sie es aus. Jeder Mensch ist anders … und auch jeder Stuhl!

17 Juhu, ich bekomme ein größeres Büro! Das Treppenhaus

Haben Sie das Gefühl, Ihre Räume sind beengt, Sie bekommen kaum Luft und zum Bewegen lädt wirklich nichts ein? Dann kann das Treppenhaus durchaus eine sportliche Alternative bieten. Nichts trainiert Po und Beine besser als das Treppensteigen. Wenn Sie Aufgaben haben, bei denen Sie nicht pausenlos auf die Tastatur hämmern müssen, kann ein mitgenommenes Tablet eine gute Ergänzung zum PC darstellen. Auch für die kleinen Bewegungspausen eignen sich Stufen ideal. Und um in Ruhe über ein Problem oder eine Arbeitsaufgabe kreativ nachzudenken, ist das Treppenhaus der Ort, der am nächsten liegt.

18 Haltung bewahren durch Headset am Ohr

Das Smartphone zwischen Ohr und Schulter gepresst, den Stift in der einen Hand, ein Papier in der anderen, der Blick schräg zum PC: So sieht für viele der Büroalltag aus und man trainiert Tag für Tag direkt in die Schiefhalsstellung. Die Symptome sind mannigfaltig: Verspannungen, Tinnitus, Schwindel, Schulterschmerzen, Sehstörungen und Doppelkinn. Ein Headset ist hier eine unkomplizierte und kostengünstige Lösung. Es hält uns aufrecht – und lässt beide Hände frei. Außerdem steht und bewegt es sich mit Knopf im Ohr freier und sieht wahnsinnig professionell aus, weil es den Eindruck erweckt, man müsse überall und bei allen Tätigkeiten erreichbar sein. Was wahrscheinlich vorher auch schon so war. Nur jetzt ohne Seitknick.

19 Jetzt wird aufgestockt – wir basteln einen Stehtisch!

Wir wissen bereits: Der erste Schritt zum Nicht-Sitzen ist Aufstehen. Ein Schreibtisch muss nicht immer auf Hüfthöhe sein. Es gibt viele Argumente für ein Stehpult:

- Das Arbeiten ist oft konzentrierter.
- Die geistige Ermüdung setzt nicht so schnell ein wie beim Sitzen.
- Rückenschmerzen sind seltener, weil die Wirbelsäule aufgerichtet ist.

Sowohl das alleinige Sitzen als auch das reine Stehen beim Arbeiten sind nicht ratsam. Leben ist Dynamik. Deshalb sollten beide Möglichkeiten zur Verfügung stehen. Am einfachsten sind mobile Aufsätze, die man auf den klassischen Schreibtisch stellt. Auf Dauer ist der ständige Umbau zwar lästig, für »Steh-Anfänger« zum Ausprobieren aber gut geeignet.

Für die Sparversion, um das Ganze zu testen, gibt es verschiedene Möglichkeiten, vor allem geeignet für die Arbeit mit dem Laptop:

- Einen breiteren Hocker hat fast jeder irgendwo stehen. Deshalb ist er für die erste Testung ideal und in finanzieller Hinsicht nicht zu toppen.
- Ein Aerobic-Steppbrett gibt es schon für knapp 20 Euro. Es eignet sich deshalb so hervorragend, weil es relativ breit und tief ist und zudem in der Höhe auf 12, 18 und 23 cm verstellbar. Somit können Sie es auf die individuelle Höhe anpassen oder auch hin und wieder variieren. Das Aerobic-Steppbrett hat natürlich den Riesenvorteil der Multifunktionalität. Wenn Sie keine Lust auf diese Art von Schreibtisch mehr haben, können Sie ihn ganz schnell als Trainingsgerät benutzen. Schauen Sie dazu in das Kapitel »Büro-Workout« (Seite 91).
- Es gibt in gängigen Billigmöbelhäusern viele kleine Tische für wenig Geld, die etwas schicker aussehen. Diese können Sie einfach auf den Schreibtisch stellen, sie bieten relativ viel Platz. Wenn der Tisch zu niedrig ist, kann man unter die Tischfüße Bücher oder Ähnliches stellen.

Zum Testen sind diese Varianten wirklich hilfreich und mit selbstklebendem Klettband kann man sie gut am Schreibtisch fixieren. Allerdings sind sie ästhetisch sicherlich keine Trendsetter und für Extra-Bildschirme und Beiwerk nicht geeignet.

Es gibt, wenn Sie handwerklich begabt sind, verschiedene Do-it-yourself-Versionen im Internet, die Sie ganz nach individuellen Designwünschen gestalten können. Der neue Trend zum Selbermachen macht glücklich und beweglich. Wenn Sie außerdem gebrauchtes Holz nehmen, also upcyceln, schonen Sie sogar die Ressourcen. Sie sehen: Beim Nichtsitzen können Sie nebenbei viele Nachhaltigkeitspunkte sammeln. Selbermachen ist aber, zugegeben, die ganz große Nummer und benötigt Zeit.

20 Die schnelle Lösung – endlich neues Mobiliar!

Wer etwas Geld investieren kann, ist mit zugeschnittenen Neumöbeln besser bedient. Die erste Errungenschaft, die Sie sich für Ihren Büroalltag zulegen sollten, ist ein Stehpult bzw. ein Aufsatz oder am besten gleich ein höhenverstellbarer Schreibtisch. Grundsätzlich sollte das Stehen immer eine Alternative darstellen. Und wie bereits erwähnt: Sie sollten sich dabei nicht die Beine in den Bauch stehen.

Büromöbel sind von der Steuer absetzbar und gesundheitsfördernde Anschaffungen reduzieren die Krankentage. Das sollten unschlagbare Argumente sein, auch für Arbeitgeber. Argumente, die viele bei der designorientierten Neugestaltung der Büros nicht beachten. Es gibt so viele Geschichten auf Patientenliegen, die von schöner Ausstattung mit folgenschweren Bandscheibenschäden erzählen …

Der höhenverstellbare Schreibtisch

Der höhenverstellbare Schreibtisch ist die Idealvariante, weil hier alle denkbaren Ausgangsstellungen möglich sind. Am bedienungsfreundlichsten ist der elektrisch höhenverstellbare Schreibtisch, mit 500 Euro bis 2000 Euro aufwärts ist er aber recht teuer in der Anschaffung. Eine mechanische Höhenverstellung, also mit Kurbel, gibt es schon für 150 Euro, dies fördert natürlich die Bewegung. Wenn Sie allerdings lieber sitzen bleiben, um sich keinen »abzukurbeln«, steht der Kurbeltisch Ihrem Ziel im Weg. Dann doch lieber einer ohne Kurbel.

Als Möglichkeit gibt es noch die feststellbare Variante, die mit Nieten die Wunschhöhe fixiert. Der Aufwand, diese Höhe zu verstellen, ist allerdings sehr hoch – dieser Schreibtisch ist eher für heranwachsende Kinder gedacht.

Das fest installierte Stehpult

Der Trend geht zum Zweitschreibtisch. Wer genug
Platz hat, kann sich einen reinen Stehschreibtisch neben den Klassiker stellen. Er ist sehr günstig zu haben,
allerdings natürlich nicht individuell zugeschnitten.
Ein Stehtisch ist aber allemal besser als Durchsitzen.
Und wenn der Investor knausert und zögert, kann
auch hier die Lösung sein, dass sich mehrere Mitarbeiter einen Stehtisch teilen und sich abwechseln. Man
soll ja eben nicht acht Stunden stehen, sondern nur
hin und wieder. Der Vorteil könnte sein, dass jeder,
der seine Zeit »abgestanden« hat, den anderen daran
erinnert, dass jetzt seine Sitz-Zeit zu Ende ist.

Der Fußhocker

Als Ergänzung zum Stehtisch ist es empfehlenswert,
einen Fußhocker unter den Tisch zu stellen, bei dem
Sie abwechselnd einen Fuß hochstellen können.
Das bringt Entlastung. Sehr gut eignet sich dafür
auch das Aerobic-Steppbrett. Schauen Sie im Kapitel
»Büro-Workout« (Seite 91), was man außer Füße-
abstellen mit dem Trainingsgerät noch alles machen
kann.

Der Stehhocker

Der Stehhocker hilft, zwischendurch einige Muskeln
zu entlasten, ohne dass man gleich einknickt. Er kann
aber auch als Dehnhilfe (Seite 125) genutzt werden.
Seien Sie kreativ beim Benutzen Ihrer Möbel, es geht
um Dynamik, auch geistig.

21 Die richtige Einstellung zur richtigen Haltung

Für die ideale Einstellung der Höhe gilt: Schulterhöhe im Stehen abzüglich der Oberarmlänge. Der Winkel zwischen Oberarm und Unterarm sollte dabei mindestens 90 Grad betragen, Ihre Schultern sollten entspannt hängen und das Handgelenk sollte nicht nach oben abgeknickt sein.

Wenn Sie die optimale Einstellung ermitteln wollen, sollten Sie aufrecht und nahe am Tisch stehen, beide Füße gleichmäßig belasten, die Unterarme sollten entspannt auf der Tischfläche liegen und die Finger auf der Tastatur ruhen.

Wer noch viel mit der Hand schreibt, kann meist eine Handbreit mehr Höhe vertragen. Oberste Regel: Ihr eigenes Entspanntheitsgefühl ist für die Höheneinstellung entscheidend. Wenn Sie die Möglichkeit verschiedener Einstellungen haben, wie das beim elektrisch verstellbaren Schreibtisch der Fall wäre, legen Sie sich nicht auf zwei fest, sondern wechseln Sie zwischen vielen ab.

Und die oberste Regel bleibt: Weg vom Schreibtisch ist besser als das beste Büromobiliar!

22 Arbeiten, wo andere Urlaub machen – der Laptop

Viele Schriftsteller haben sich schon eingerichtet. Sie haben in ihrem Auto stets ihren Klappstehtisch mit dabei, dann fahren sie los zu den wunderbarsten Orten in der Umgebung und sind frei, da zu schreiben, wo sie wollen. Tatsächlich findet sich fast immer auch ein Sitztisch unterwegs. Einige haben einen ordentlich zum Büro umgebauten Campingbus, bei dem mehrere Tischvarianten zur Verfügung stehen, sodass sie auch bei schlechtem Wetter trocken bleiben, ihr Bewegungsprogramm aber immer gleich im Grünen absolvieren können. Bei Schreibblockaden wirkt ein Waldspaziergang Wunder. Oder warum nicht an einer Bartheke in einer schönen Lounge arbeiten? Der Bestsellerautor Frank Schätzing erzählt, er schreibe seine Bestseller öfter in einem Bistro, da könne er sich besonders gut konzentrieren und versinke nicht in Einsamkeit. Und Einsamkeit – genau – ist laut Internetrecherche auch das neue Rauchen.

Klar ist, Freischaffende können ihren Tag selber planen, diesen Luxus hat nicht jeder Büroarbeiter. Aber inzwischen gibt es sehr viele Jobvarianten, bei dem der Mitarbeiter zum Beispiel zwei Tage die Woche zu Hause arbeiten kann, das berühmte Homeoffice. Dann doch einfach den Laptop einpacken, für eine Stunde einen Platz zum Arbeiten im Grünen suchen und mit einem Spaziergang verbinden.

Tipps zum Laptop

Natürlich ist ein Laptop, was die Mobilität angeht, eine feine Sache. Er hat aber auch einige Nachteile. Zum einen können Tastatur und Monitor oft nicht getrennt voneinander aufgestellt werden. Das heißt, dass man sich entscheiden muss, ob man den Kopf gesenkt hält oder die Arme eher etwas hochlegt. Pest oder Cholera. Dauerhaft macht das Probleme. Abhilfe schafft hier eine externe Tastatur, am besten kombiniert mit einem Notebookhalter, bei dem man den Laptop schräg auf Augenhöhe stellt. Grundsätzlich sollte der Kopf gerade auf den Bildschirm schauen, also linear und in Verlängerung der Halswirbelsäule eingestellt sein.

23 Kleinvieh macht auch Mist – Kopieren in kleinen Packen

Es gibt Nebenarbeiten, um die reißt sich keiner. Wenn beim öffentlichen Dienst in der Stellenbeschreibung Kopieren nicht explizit schriftlich verankert ist, wird für diese Tätigkeit immer auf einen Kopierfachangestellten verwiesen, meist ist das der Hausmeister. Dabei sollte jeder sofort freudig den Finger heben, um die Chance dieser kleinen Sitzpause zu nutzen. Und zwar in kleinen Packen und über den Tag verteilt. Dasselbe gilt für Kaffeemachen. Am besten nicht in großen Kannen, sondern jede Tasse einzeln holen. Am allerbesten für die Kollegen noch dazu. Das sind wieder jede Menge Sozialpunkte, die man sich erarbeiten kann, und der Beginn neuer Freundschaften. Ein gutes Arbeitsklima bedeutet weniger Stress, bedeutet weniger Verspannungen. Alles im Doppelpack. Allerdings: Wenn Sie dann noch dem Team anbieten, Spülmittel und Toilettenpapier einkaufen zu gehen, schöpfen die Mitarbeiter eventuell langsam Verdacht. Und wenn einer mal anfängt, will plötzlich jeder …

24 Schau mir in die Augen, Kleines

Es scheint, als wäre es schnell und effizient: das E-Mail-Schreiben. Oft gehen die Nachrichten an Personen, die gerade mal ein Stockwerk tiefer sitzen, genau, sitzen. Fakt ist, man bleibt sitzen, schreibt schnell und der andere interpretiert genauso schnell falsch. Zwei Sitzengebliebene, die nicht zueinanderfinden. Warum? Weil man das Gesicht des anderen nicht sieht, den Tonfall nicht hört, keine Chemie da ist, die stimmen könnte. Und jetzt ganz ehrlich, wie oft lesen Sie zwischen den Zeilen, überlegen, wie das wirklich gemeint war, heiße Luft oder falsch verstanden? Manchmal meldet sich einer sogar gar nicht. Hat man etwas Verkehrtes geschrieben? Ihr kollegiales Bewusstsein, Ihr Rücken und Ihre inneren Organe schreien förmlich nach persönlicher Begegnung. Und bis alle Verständnisse bzw. Missverständnisse endlich geklärt sind, hat man gar nicht so viel Zeit gewonnen, schon gar nicht Lebenszeit. Wir brauchen als Menschen immer wieder den Abgleich, und zwar nicht nur auf fachlicher Ebene. Die scheinbar unproduktiven Nebensätze zeigen uns, wo der andere steht, machen Gedanken und Emotionen transparent, im wahrsten Sinne des Wortes verstehen wir einander so besser. Auch auf dieser Ebene findet Gesundheit statt. Aber um beim Thema zu bleiben: Wir bewegen uns, und zwar aufeinander zu – und das ist gut so!

»Mein Geschäftspartner wohnt aber 200 Kilometer weit weg«, werden Sie jetzt vielleicht einwenden. Dann nehmen Sie das Telefon in die Hand, gehen Sie ins Treppenhaus und rufen Sie ihn an! Ein Gespräch ist allemal besser als kein Gespräch und Sie benutzen trotzdem Ihre Beine.

25 Notizen beim Joggen – das Diktiergerät

»Och, ich komm einfach zu nichts mehr vor lauter Arbeit!« Diesen Satz hört man häufig, vor allem in einer Physiotherapiepraxis. Aber es gibt »Schreibarbeit«, die lässt sich auch beim Joggen erledigen. Notizen machen, Konzepte entwickeln, Dinge neu strukturieren, all das ist sehr wohl mit Diktiergerät möglich, Ideen festhalten allemal. Dabei gibt es ganz verschiedene Diktiergeräte – wobei jedes Smartphone schon ein simples Aufnahmegerät hat. Es gibt inzwischen sogar Apps oder Programme, die überraschend gut Sprechen in Schrift umsetzen können. Und last but not least gibt es Programme für Blinde, Sehbehinderte und Bewegungsbewusste, die Text in Sprache umwandeln. Wenn Sie also ein längeres Schriftstück durchlesen müssen, können Sie sich dieses während Ihres Trainings mithilfe einer Software vorlesen lassen. Natürlich geht das auch beim normalen Gehen. Alles eine Frage der Gewohnheit und Sie verlieren keine, nein, Sie gewinnen Zeit.

26 Die Teamsitzung im Stehen

Vor allem wöchentliche, fest installierte Meetings neigen dazu, quälend uninteressant zu werden, weil jeder das Gleiche in eigenen Worten wiederholt oder eben nicht einsieht oder immer noch nicht verstanden hat und so weiter ... Ganz ehrlich, Teamsitzungen, die kurz sind, brauchen sowieso nicht im Sitzen stattzufinden. Aber alles, was länger geht, sollte wenigstens im Stehen beginnen. Speziell zähe Inhalte gewinnen dabei ungeheuer an Fahrt, weil wirklich niemand diese »Stehung« in die Länge ziehen will. Das fördert die Kompromissbereitschaft und die Konzentration. Es klingt ungewöhnlich, aber schließlich geht es ja auch darum, etwas Neues auszuprobieren und dadurch die Einstellung, ja die Haltung zu ändern. Die politische Landschaft liefert uns überhaupt keinen Beweis, dass Lösungen durch durchgesessene Nächte optimale Ergebnisse mit sich bringen. Der mit dem dicksten Hintern gewinnt? Zugegeben, ein Meeting im Stehen ist nicht immer umsetzbar, aber nur zur Erinnerung: Keiner hat von IMMER geredet, sondern von immer wieder anders ... von der Abwechslung lebt die Wirbelsäule ... und nicht nur die.

27 Wie die Dinge liegen – manche am besten ganz weit weg …

Smartphones sind der Marktplatz des 21. Jahrhunderts. Wie ein dauerndes Rauschen kommen die Nachrichten im Sekundentakt zu allen Bereichen des Lebens herein. Ständig will man antworten, dementieren, bestätigen, terminieren oder auch nur sich unterhalten. Was wie ein multifunktionaler Segen daherkommt, ist die Krux unserer Zeit. Keiner konzentriert sich mehr auf eine Sache, alles läuft parallel und »nur mal schnell«. Man denkt, man handelt ein Thema zügig ab, wenn man rasch antwortet. Fakt ist, die Gegenantwort kommt auch in Sekundenschnelle und wartet wieder auf eine rasante Reaktion. Nichts ist gewonnen, schon gar nicht Zeit.

Ein guter Sitz-Killer-Tipp ist, das Smartphone nicht griffbereit zu lagern, sondern am besten am anderen Ende des Raumes, auf einem Tisch, einem Regal, in der Handtasche am Garderobenhaken. Das heißt, wenn Sie unbedingt wissen wollen, wer da klopft, müssen Sie sich jedes Mal vom Stuhl erheben. Die Spannung, die jeder Nachricht zugrunde liegt, erhöht sich dabei und die Vorfreude bzw. das Belohnungsempfinden ist viel größer. Außerdem überlegt man es sich zweimal, ob man jetzt die Arbeit unterbricht. Man muss ja aufstehen und gehen …

28 Sitzkultur mal kreativ – Gymnastikball und Igelkissen

Irgendwann in der Entwicklung der Sitzkultur hat jemand entschieden, dass ein Stuhl eine Lehne, eine ebene Sitzfläche und vier Beine hat. Dabei gibt es so viele Variationsmöglichkeiten bei der Gestaltung der Sitzgelegenheiten, das Thema lässt viel Raum für Kreativität und Aktivität! Sehr dynamisch und beliebt ist der Gymnastikball. Er fordert das Gleichgewicht immer wieder aufs Neue heraus, die Muskulatur bleibt förmlich »am Ball«. Auch hier gilt die Devise »Nicht den ganzen Tag!«, das überfordert den Körper. Aber immer wieder eine halbe bis eine ganze Stunde ist der Sitzball ein Labsal für den Ruhigsitzer und auch den Ruhigsteher. Dabei kann man vor- und zurückrollen, nach rechts und nach links; immer wieder hüpfen ist gewinnbringend für Kreislauf und Psyche. Außerdem lädt das »große Runde« dazu ein, es auch anders zu »besetzen«. Bäuchlings darauf liegend gerollt, mal die Beine nach oben gelegt – da gibt es viele Handlungsspielräume. Für eine gezielte Gymnastik finden Sie im Kapitel »Büro-Workout« (Seite 91) viele weitere Ideen.

Wer nicht den Platz für einen großen Ball hat, kann auch ein kleines Balancekissen auf den Bürostuhl legen. Auch hier bekommt der Körper automatisch die Aufforderung, sich immer wieder neu zu sortieren. Der Vorteil gegenüber dem Gymnastikball ist, dass das Kissen nicht wegrollen kann.

Um sich das Sitzen etwas weniger bequem zu machen, gibt es auch Balance-Igelkissen. Die Noppen darauf massieren den Po, sind erst mal angenehm, gleichzeitig will man aber auch nicht ewig so verharren. Damit steht man ganz von alleine ständig auf und überlegt vor jedem Hinsetzen, ob es wirklich nötig ist …

Parallel zum Boden verlaufende oder gar nach hinten abfallende Sitzflächen sind meist mit baldigem Schmerz verbunden. Manche Designerstühle blenden diese Tatsache aus, was einen großen Zulauf in Arztpraxen nach sich zieht. Abhilfe kann hier ein Keilkissen schaffen. Es zerstört die Ästhetik des Designs nicht, kippt aber das Becken ein klein wenig nach vorne in die Aufrichtung und das Gewicht verlagert sich mehr auf die Beine.

Ein Hocker mit einem Halbrund als Fuß ist eine Kombination aus Sitz und Ball und fördert auch das aktive Sitzen. Der beste Sitz aber ist und bleibt der unbesetzte!

29 Na, klingelt's langsam? – Der Pausenwecker

So, das Smartphone liegt jetzt am anderen Ende des Raumes, das Sitz-Killer-Buch mit allen guten Absichten liegt daneben und der gute Wille ist da. Und dann? Unter all dem Stress und den Erwartungshaltungen, die über einen hereinbrechen, den gecheckten E-Mails, Rückantworten und Tabellenkorrekturen merkt man glatt vier Stunden später, holla die Waldfee, das habe ich jetzt alles auf meinem Allerwertesten gemacht! Total vergessen, an mich zu denken, an meinen Körper, der ausnahmsweise jetzt erst aufschreit, so kurz vor Schluss. Die Lösung für diese Stressdemenz ist ganz einfach: Jedes Telefon, egal in welcher Form, hat inzwischen eine Weckfunktion. Und diese Weckfunktion klingelt einfach jede halbe Stunde. Im Idealfall klingelt das Smartphone, das weit entfernt liegt, sodass man aufstehen muss, um es auszumachen. Und dann sind mindestens Dehnen, Strecken, Räkeln angesagt! Oder eine Fünf-Minuten-Übung.

30 Dauert nur fünf Minuten – das Power-Knocking

Für die Minipausen gibt es ein Power-Knocking-Workout, das verbrauchte Energie in Minutenschnelle zurückbringt.

Räkeln
Im Stehen die Arme nach oben nehmen, dabei strecken und dehnen wie eine Katze. Tief einatmen und gähnen.

Klopfungen
Hüftbreit und aufrecht hinstellen, die Knie leicht gebeugt, die Kniescheibe befindet sich über den Zehen.

- Mit der flachen Hand zuerst die Arminnenseite zur Achsel hin abklopfen, dann über die Schulter über die Armaußenseite zur Hand zurück. 5 × jede Seite.
- Mit der Faust auf der Oberschenkelvorderseite und Rückseite bis zum Knie trommeln. Dann die andere Seite. 5 × jede Seite.
- Mit beiden Fäusten vom Beckenkamm bis zur Pofalte und zurück entlangklopfen. 5 × jede Seite.
- Mit den Knöcheln der Faust entlang des Kreuzbeins bis zur unteren Wirbelsäule reiben.
- Die Hände hinter dem Körper verschränken und nach außen drehen, tief in den Brustkorb und Bauch einatmen.

Das gibt Ihnen einen echten Energiekick und Sie können mit neuer Konzentration zur Arbeit zurückkehren. Probieren Sie es aus!

31 Fitnessstudio war gestern – das Büro als Bewegungsort

Eines ist für die meisten Realität: Egal, wie sehr sie auch versuchen, ihre Zeit fern vom Schreibtisch zu organisieren, den größten Teil ihres Lebens verbringt die Bürofachkraft eben im Büro. Aber das sollte nicht als Inhaftierung wahrgenommen werden. Machen Sie aus diesem Schicksal einen Gewinn. Gestalten Sie an Ihrem Arbeitsplatz kleine Bewegungszirkel und Arbeitsplatzvarianten. Als Maßnahme zum Teambuilding können auch »Fitness-Sharing-Installationen« eingerichtet werden, bei denen jedes Zimmer ein spezielles mobiles Gymnastik- bzw. Fitnessgerät erhält, das mit den anderen jeweils ausgetauscht werden kann. Das spart Platz und Geld und fördert die Zusammenarbeit. Es gibt viele Optionen, wie das im Einzelnen aussehen kann. Spezielle Trainingsmaterialien haben sich fürs Büro oder daheim als besonders geeignet herauskristallisiert. Die fünf klassischen Fitnessgeräte für kleine Räume und großen Effekt sind:

- das Gymnastikband,
- der Gymnastikball,
- das Aerobic-Steppbrett,
- die Bodenmatte,
- die Faszienrolle.

Für jedes Gerät stelle ich Ihnen fünf effektive Übungen vor, die einen gezielten Ausgleich für die sitzende Arbeit darstellen. Sie finden eine übersichtliche Zusammenstellung in dem Kapitel »Das Büro-Workout: THE BIG FIVE« (Seite 92).

Nebentätigkeiten

Bei der Arbeit in die Pedale treten – es gibt viele Kniffe und Hilfsmittel, aufrecht durch den Alltag zu kommen, ohne beruflich innezuhalten.

Kleine wiederholte Bewegungen, bestimmte Geräte und kleine Hilfsmittel halten uns am Laufen und im Gleichgewicht. Führt im Job dennoch kein Weg am Stuhl vorbei, gibt es immer noch Handlungsoptionen, um Haltung zu bewahren.

32 Suchen Sie Ihre Mitte – Therapiekreisel am Stehtisch

Das eigene Gleichgewicht ist etwas, das man immer wieder finden muss, sowohl das innere als auch das äußere. Auf der körperlichen Ebene lässt es sich sehr gut trainieren. Und zwar wie ganz nebenbei am Stehtisch mit den Füßen auf einem Therapiekreisel.

Dieses wacklige Halbrund lässt Unausgewogenheiten gar nicht erst zu. Während Sie Ihrem Job nachgehen, arbeitet der ganze Körper pausenlos an seiner Balance, sucht für Sie permanent nach seiner Mitte. Erstaunlicherweise tut er das immer unauffälliger und von Tag zu Tag besser, sodass Sie es bald gar nicht mehr wahrnehmen, Ihr Gleichgewicht. Und derart ausgeglichen, kann es in der geistigen Arbeit ja nur besser vorangehen.

Für die Dynamik bieten sich verschiedene Bewegungsübungen an:

- Zum einen können Sie die Knie in der Beinachse beugen und wieder strecken, das heißt, die Kniescheibe befindet sich immer über den Zehen.
- Die Schaukel nach links und rechts, vorne und hinten schult nicht nur die Koordination, sondern bringt auch echt gute Laune mit sich.
- Die Kniebeuge im Einbeinstand ist eine echte Herausforderung und kräftigt gleichzeitig die Beckenstabilisatoren.

Wie lange ist es her, dass Sie eine Standwaage wagten? Oder haben Sie schon mal Bälle auf dem Kreisel jongliert oder gar sich gegenseitig zugeworfen? Zur Not täten es auch Äpfel oder die Büroklammerbox! Überhaupt, wann haben Sie das letzte Mal etwas gemacht, das Sie zum ersten Mal gemacht haben?

33 Meine Oma fährt Pedalo unterm Schreibtisch

Okay, früher war die Oma im Hühnerstall und auf dem Motorrad. Als Büromensch dreht man heute ganz anders am Rad. Ein wirklich niederschwelliges Bewegungsangebot ist der Pedaltrainer unterm Schreibtisch. Der Pedaltrainer hat zwei einfache Pedale wie am Fahrrad, die man unter dem Sitzschreibtisch treten kann. Auch während man arbeitet.

Die Bestsellerautorin Gisa Pauly hat an ihrem Stehschreibtisch einen Mini-Swing-Stepper stehen. Das sind zwei Trittflächen, die hoch- und runterschwingen. Während sie nachdenkt und schreibt, tritt sie gleichzeitig in die Pedale.

Bei einer Dauer von 15 Minuten hat man schon eine Menge für das Herz-Kreislauf-System getan, bei einer halben Stunde schön die Ausdauer trainiert und nebenbei auch die Muskulatur im Bein- bzw. Schulterbereich gekräftigt. Und danach geht es an die Fettreserven! Alles nebenbei.

34 Unsere Schritte sind gezählt

Zu wahren Höchstleistungen treibt so manchen, wenn er es in Zahlen messen kann. Der Schrittzähler ist ein Messgerät, das einen nicht schummeln lässt. An die 10.000 Schritte sollten wir jeden Tag tun, bevor wir ruhn. Das klingt viel und ist es auch. Aber es sagt noch nichts über die Qualität der Schritte aus. Wenn ich den Berg hochgewandert bin, sind die Schritte von höherem Wert als in der flachen Landschaft. Und wenn ich schnell gehe oder gar renne, ist die Intensität höher und damit auch für das Herz-Kreislauf-Training höher zu bewerten. Aber für den Alltag, der oft keine großen Herausforderungen körperlicher Art birgt, ist es ein probates Mittel, um den Überblick zu behalten und abends noch mal nachzulegen. Jedes Smartphone hat inzwischen einen Schrittzähler integriert. Allerdings ist er oft ungenau, auch sind billige Modelle nicht sehr zuverlässig, aber zum Ausprobieren genügt es und die Geräte machen irgendwie Spaß. Sie lösen bei uns den gleichen Effekt aus wie beim Tamagotchi-Spiel: Man mag gar nicht mehr aufhören! Nur dass hier mehr Nutzen dahintersteckt. Und dann kann man sich auch echt mal mit den Kollegen messen. Auf einer ganz anderen Ebene. So ein bisschen Angeberei kann sehr gesund sein!

35 Aufrichtig – auch im Sitzen kann man Haltung annehmen!

Sind Sie ein Extremist? Wahrscheinlich nicht! Und wahrscheinlich werden Sie nicht mit Anti-Sitz-Transparenten durch Ihr Institut und Ihr Leben laufen und alle Stühle verbrennen. Um alltagstauglich zu bleiben, werden auch Sie sich hin und wieder setzen müssen.

Wenn dem so ist, dann aber mit einer stolzen Haltung. Dafür braucht es die richtige Einstellung – und zwar auch die der Möbel. Mit sich fängt man an und dann kommt der Stuhl. Noch vor allen anderen Möbeln!

Die Einstellung des Stuhles

Entscheidend beim Sitzen ist erst einmal die Länge Ihres Unterschenkels. Wenn Sie die Füße auf dem Boden haben, dann sollte der Po etwas höher als das Knie sein, sodass die Linie des Oberschenkels leicht zum Knie abfällt. Wenn ein Tennisball darauflägе, würde er also zum Knie rollen.

Günstig ist, wenn die Sitzfläche leicht nach vorne geneigt ist, dann geht Ihr Becken ein bisschen in die Aufrichtung und die Wirbelsäule steht automatisch in ihrer Achse. Wenn Ihr Stuhl keine Sitz-Neig-Verstellung hat, können Sie einen Sitzkeil aus festem Schaumstoff nehmen.

Armlehnen sind nicht notwendig, zumal sie oft den Hebel der Arme zum Tisch vergrößern. Wenn sie aber schon da sind, kann man sie auch richtig einstellen. Ober- und Unterarm sollten einen Winkel von mindestens 90 Grad haben. Einfach zu testen ist das, wenn beim Aufliegen der Unterarme Schulter und Schultergürtel entspannt sind.

Einstellung von Tisch und Computer

Grundsätzlich sollten die Beine unter dem Tisch sein. Setzen Sie sich so nah wie möglich an die Tischkante, richten Sie Ihre Wirbelsäule auf, als würde Sie ein Männchen am höchsten Punkt des Kopfes nach oben ziehen. Wenn Sie jetzt Ihre Unterarme locker auf den Tisch legen können und die Linie der Unterarme leicht nach unten abfällt, hat der Tisch die richtige Höhe. Haben Sie keine Möglichkeit, den Tisch zu verändern, müssen Sie leider mit Ihrem Stuhl eine Kompromisshöhe finden … und häufig aufstehen.

Der Computer sollte genau vor Ihnen stehen, ohne dass Sie den Kopf drehen müssen. Es gibt Fälle, da stehen drei Computer gleichzeitig auf dem Tisch, dabei ist keiner linear ausgerichtet und ständig erscheinen neue Nachrichten auf dem Bildschirm, auf die schnell geantwortet werden soll. Wenn das bei Ihnen der Fall ist, sollten Sie am besten Amnesty International einschalten … Auf jeden Fall kommen Sie in so einer Situation um einen universell verstellbaren Schreibtisch nicht herum.

Die Unterarme sollten so aufliegen, dass die Handgelenke auf der Tastatur gerade sind oder leicht nach unten abfallen. Dasselbe gilt für den Stehtisch. Wenn Sie zu einem klassischen »Mausarm« neigen, sollten Sie sich ein Modell anschaffen, bei dem die Maus seitlich gekippt bedient werden kann.

Falls Sie eine individuelle Problemlösung benötigen, sollten Sie einen Ergotherapeuten zurate ziehen.

36 Abgestützt und durchgeatmet – Dehnen im Sitzen und Stehen

- Sowohl der Stuhl als auch die Tischvariationen bieten eine Vielzahl von Dehnübungen, ohne dass man jeweils die Arbeit komplett unterbrechen muss. Müssen Sie kurz eine Formulierung überdenken, eine bessere Lösung finden oder eine einzelne E-Mail-Antwort lesen, stehen immer auch kurze Dehnungen für den kleinen Bewegungshunger zur Verfügung. Eine klare Empfehlung kann immer ausgesprochen werden: Wenn gar nichts mehr geht, ATME!
- Wenn für nichts mehr Zeit bleibt, sollte das bewusste, tiefe Durchatmen der tägliche mehrmalige Ersthelfer sein. Eine Sekunde für die eigene Wahrnehmung erdet immer.

18 Dehnübungen an Tisch und Stuhl sind im Kapitel »Das Büro-Workout: MOBI QUICK« (Seite 120) übersichtlich dargestellt.

Das bewegte Leben mit anderen

Gemeinsam ist man stärker! Auch gegenüber schlechten Gewohnheiten und einer bisweilen uneinsichtigen Umwelt.

Wir sind soziale Wesen und brauchen die Kommunikation mit anderen Menschen. Damit sich etwas bewegt, sind Kleingruppen hilfreich, so erhöhen Sie auch den Spaßfaktor! Probieren Sie es aus! Hier ein paar Anregungen:

37 Gemeinsam ist man weniger einsam

Ganz allgemein gilt: Mehrere machen mehr. Denn nach einem ersten Strohfeuer der Begeisterung lässt der Zauber neuer Ideen schnell nach. Wenn Kollegen im Büro sich mit einem Muffin im Mund vor ihrer Nase den Hintern platt sitzen, verfliegt bei weniger hartgesottenen Persönlichkeiten schnell die Motivation. Suchen Sie sich also konspirative Mitstreiter. So können Sie sich gegenseitig unterstützen, aufmuntern und sich an disziplinlosen Tagen mitreißen lassen. Führen Sie Buch und vergleichen Sie, tauschen Sie sich untereinander aus, wechseln Sie sich mit Ihren Trainingsgeräten ab oder treffen Sie sich in kurzen Pausen zum kleinen Sitz-Killer-Meeting im Treppenhaus. Eine kleine verschworene Gemeinschaft, die vielleicht irgendwann den entscheidenden Impuls für alle setzt. Es geht doch immerhin um Ihre Gesundheit.

38 Die Büro-Challenges

Es könnte sich als eine regelmäßige Einrichtung im Betrieb etablieren, so wie die Wok-WM oder der Jour fixe: Ein erlebnispädagogisches Bewegungsevent, bei dem alle Mitarbeiter oder alle aus der bewegten Gemeinschaft teilnehmen. Das kann ein Wettbewerb sein, bei dem die Schrittmesser am Ende des Tages oder der Woche verglichen werden. Man kann auch die Schnelligkeit des Treppenlaufens vergleichen. Oder wer am längsten in der Kniebeuge stehen bleibt, wie einst bei der Skigymnastik mit Rosi Mittermaier. Entscheidend ist, dass einmal in einem bestimmten Zeitraum der Bewegung erhöhte Aufmerksamkeit zuteilwird.

Ein Beispiel ist das Zirkeltraining (Seite 118), aber Ihrer Fantasie sind hier natürlich keine Grenzen gesetzt. Das Training muss nicht immer verrückt sein, doch Abwechslung und Spaß sind natürlich eher in

der Gruppe gegeben, als wenn man die Gymnastik-
übungen immer nur allein macht. Um die Gruppen-
dynamik zu erhöhen, kann man auch mehrere Teams
bilden, die gemeinsam eine Bewegungsaufgabe lösen
müssen.

Es muss bei den Challenges, also bei den Herausforderungen, nicht immer um Wettkampf gehen. Klar
ist jedoch, dass sie organisiert werden müssen. Am
besten, die »Spielemacher«, die diese Ereignisse vor-
bereiten, wechseln sich ab.

Ein paar Ideen finden Sie hier aufgelistet. Manche sind
verrückt und schräg, andere erfordern eine gute Vorbereitung und Struktur, dritte wiederum Spontaneität
und die Bereitschaft, sich auf etwas einzulassen. Mit
Sicherheit werden alle den Teamgeist fördern.

Konzeptentwicklung

Große Konzerne haben eine Heerschar von Eventma-
nagern, die alle Ideen zu Schlagworten machen, die
dann umgesetzt werden sollen. Sollten Sie so etwas
kennen, delegieren Sie doch Ihren Bewegungsauftrag
weiter. Wenn Ihr Betrieb nicht zu den ganz großen
gehört, dann gründen Sie eine Bewegungsgruppe, die
Ideen und Konzepte erarbeitet und organisiert. Dabei
verstärkt sich das Wir-Gefühl. Außerdem tut es jedem
Arbeitenden gut, mal etwas Bewegendes im Team
und ohne Zeitdruck zu gestalten. Natürlich kann man
daraus auch eine witzige Extra-Challenge machen.

Die Ideenfabrik macht dann eine Ausschreibung an alle. Zum Beispiel:

- Wer hat die besten Ideen oder die schrägsten Vorschläge?
- Wo sind die besten Wege für Mitarbeitergespräche?
- Welches sind die besten Steh-Events?

Es gibt unzählige Sitz-Killer-Möglichkeiten. Lassen Sie viele darüber nachdenken, dann kommen auch viele zündende Ideen zusammen. Am besten beim Gehen! Die After-Work-Party, bei der alle nach Feierabend noch tanzen und dabei den Tag wie bei Ally McBeal »reflektieren«, scheint bei einer solchen Konzeptentwicklung entstanden zu sein. Auch das Wettbüro auf Schrittzahlfavoriten war, wie man munkelt, einst ein solcher Konzeptgewinner. Vorrang sollte in jedem Fall der bewegte Gemeinschaftsgeist haben!

Der Orientierungslauf

Der Orientierungslauf muss von jemandem vorbereitet werden, der dann leider nicht mitmachen kann. Dafür hat er sich bei der Organisation schon bewegt!

Egal, ob der Lauf im Gebäude oder draußen stattfindet, es muss auf alle Fälle ein Lageplan gezeichnet werden. Dann werden einzelne Stationen eingezeichnet, die die Läufer erkennen und aufsuchen müssen. Jede Station hat einen Buchstaben versteckt, den die Teilnehmer auf ein Blatt schreiben müssen. Das sind die Überprüfungsbuchstaben. Zum Schluss könnte – muss aber nicht – ein sinnvolles Wort dabei herauskommen. Es können auch Sätze aus dem Joballtag sein, geometrische Figuren, ein Scan mit dem Smartphone. Es gibt unzählige Ideen. Für den Orientierungslauf im Gebäude sollte eine halbe Stunde eingeplant werden können. Falls der Arbeitsplatz nicht genug Fläche hergibt, kann der Lauf auch vor dem Gebäude stattfinden. Man könnte verschiedene Personen oder Gruppen hintereinander losschicken, und wer in der kürzesten Zeit wieder da ist, hat gewonnen. Man könnte aber auch jeden Tag über eine Woche hinweg immer nur eine Station einrichten, sodass jeder Tag mit 20 Minuten »Rumrennen« und Suchen verbracht wird.

Der Flashmob

Der Flashmob ist etwas für Leute, die es gern schräg und unterhaltsam mögen und keine Angst vor Auftritten haben. Ein Flashmob ist ein geplanter Event, der von einer Gruppe organisiert wird, um die Öffentlichkeit über eine bestimmte Zeitdauer mit einer spontanen Vorstellung zu überraschen und zu amüsieren. Das kann auch in der Kantine oder im Treppenhaus stattfinden. Flashmobs können aus Tanzeinlagen, einem Chorauftritt oder einfach nur aus einer kurzen choreografischen Übungssequenz bestehen.

Der Flashmob erfordert eine gute Vorbereitung, bei der jeder Teilnehmer zumindest per Smartphone oder E-Mail gut über die Abläufe und Bewegungssequenzen informiert sein muss. Am besten schauen sich alle auf

Youtube verschiedene Flashmobs an, dann wird es klarer. Man kann ein gemeinsames Lied, ein plötzlich »eingefrorenes Bild« einer Gruppe, einen einfachen Walzer, Pantomime bis hin zu The Time Warp Dance aus der Rocky Horror Picture Show aufführen. Vorher ruft einer über Whatsapp alle auf, in zehn Minuten in die Kantine zu kommen, und los geht's! Danach löst sich das Ganze auch schnell wieder auf und der Spuk ist vorbei. Der Flashmob dient in erster Linie der Unterhaltung und macht jede Menge Spaß. Wer schon im Karneval aktiv ist, kann Sequenzen aus einem Programm nehmen, wer im Chor singt, kann einen Kanon aufbereiten. Alle Ressourcen der Gruppenmitglieder können genutzt werden. Und nebenbei kommt mal wieder Bewegung in die Abteilung. Man benötigt dazu allerdings auch ein bisschen Mut und Experimentierfreude! Wie gesagt, schräg! Ein Nebeneffekt: Auf jeden Fall muss man sich von seinem Sitz erheben.

New Games

Die New Games sind Spiele, die keinen Wettkampfcharakter haben. Es gibt dabei viele Bewegungsvarianten, die sich nur gemeinsam durchführen lassen. Ein Beispiel ist der »Gordische Knoten«. Dabei stellen sich alle im Kreis dicht zueinander und strecken ihre Arme in die Mitte. Dann greift jeder eine Hand, die er nicht mehr loslässt. Die »verknotete« Gruppe versucht nun durch Drübersteigen und Drunterkrabbeln wieder in einen Kreis zu kommen.

Geocaching

Geocaching ist eine Art Schatzsuche, bei der Verstecke ausfindig gemacht werden müssen. Die Verstecke wurden anhand geografischer Koordinaten im Internet von Spielern veröffentlicht und können von jedem mithilfe eines GPS-Empfängers gesucht werden. Diese »Caches« existieren auf der ganzen Welt und bestimmt auch vor dem Bürogebäude. Dazu muss man auch kleine Rätsel lösen, um die Ecke denken und auf merkwürdige Sachen klettern. Um es ein bisschen einfacher zu halten, kann man auch eine kleine Schatzsuche im Gebäude organisieren, wobei die Teilnehmer knifflige Aufgaben lösen müssen, um sich den Schatz zu erarbeiten. Bei individueller Zeit- und Raumaufteilung kann sich dann jeder ganz individuell immer wieder den Aufgaben nähern. Als Bewegungspause sehr abwechslungsreich, man muss aber, und das ist im Büro das Schwierigste, Stillschweigen bewahren. Spoilern zählt nicht. Der Vorteil am Geocach ist, dass es schon Millionen von Caches gibt, diese also nicht erst kreiert werden müssen.

Bürobowling

Im Laufe eines Arbeitslebens sammeln sich Berge von Plastikflaschen an. Auf langen Fluren kann man diese spontan aufstellen und mit einem Softball umwerfen. Der Treffsicherste wird dann gekürt. Wer neue Böden und frische Farbe an die Wände will, kann auch Boule-Kugeln nehmen. Das klappt genau einmal, danach muss renoviert werden. Dann braucht aber eventuell auch Ihr Lebenslauf eine neue Farbe …

39 Der aktive Angestellte – den Chef mit Konzepten überzeugen

Alles wird einfacher, wenn man alle hinter sich hat. Vor allem diejenigen, die die Fäden in der Hand halten. Von dort aus kann man nämlich richtig was bewegen – und das ist genau das Schlagwort. Manche Führungsetage ist schlicht über den Zusammenhang von Leistungsstärke und Gesundheit nicht aufgeklärt. Der Mitarbeiter soll funktionieren, das ist klar. Dass er das aber nur kann, wenn er in Bewegung bleibt und nur so produktiv wird, das muss transparent gemacht werden. Trauen Sie sich und sprechen Sie die entscheidenden Leute an. Am besten, Sie wenden sich an den Betriebsrat, der sollte Ihr Sprachrohr sein. Dabei sind Sie kein Bittsteller, denn die Argumente liegen auf Ihrer Seite und der Nutzen auf der Seite der Firma. Somit sind Sie der Mitarbeiter mit dem klugen Kopf, der neben der guten Sache auch positiv auf sich aufmerksam macht. In der Zusammenfassung die guten Gründe für weniger Sitzen bei der Arbeit:

• Lange am Schreibtisch zu sitzen bedeutet nicht automatisch, sinnvoll und produktiv zu arbeiten. Das Gehirn wird bei Bewegungslosigkeit schlechter durchblutet, das heißt, die Arbeit geht langsamer und ineffektiver voran.
• Bewegte Mitarbeiter sind gesündere Mitarbeiter, mit weniger Rückenschmerzen, Kopfweh und Verspannungen – die Hauptursachen für Krankmeldungen. Das bedeutet: Die Krankheitstage sinken.

- Depressionen belegen nach Rückenschmerzen Platz zwei bei den Krankmeldungen. Bewegung ist das billigste und natürlichste Antidepressivum, das uns zur Verfügung steht. Und nur mit Bewegung baut man Adrenalin ab und leistet dem Burn-out Vorschub.
- Stehtische und Fitnessgeräte sind sehr viel günstiger als die Bezahlung der Krankheitstage.
- Bewegungskonzepte fördern das Teambuilding und werden auch bewusst dafür eingesetzt.
- Das Arbeitsklima verbessert sich und damit auch die Motivation.
- Die Identifikation mit dem Arbeitsplatz steigt, damit sinkt die Fluktuation in der Firma.
- Innovationen und Ideen kommen nicht von Sitzenbleibern.
- Gesundheitskonzepte können als Belohnungssystem verstanden werden.
- Mit gesundheitsfördernden Maßnahmen für Mitarbeiter kann geworben und beworben werden.
- Möbel und Maßnahmen sind von der Steuer absetzbar!
- Auch die Gesundheit des Führungspersonals liegt allen am Herzen! Ein Chef, eine Chefin sollte auch an sich denken, gesundheitlich!

Natürlich sollen nicht nur die Chefetagen überzeugt werden. Wenn die Basis nicht mitzieht, nützt das beste Konzept nichts. Deshalb ist es gut, wenn alle mit im Boot sitzen, denn eigentlich sind alle für sich, den anderen und das Projekt verantwortlich. Nur so funktioniert ein Betrieb auf Dauer.

Bewegung macht Schule

Unterricht muss nicht abgesessen werden. Wie kann man stehen und gehen und trotzdem lernen? Das ist kein Widerspruch – im Gegenteil!

Eins vorneweg: Ein absolutes No-Go im wahrsten Sinne des Wortes ist, die Kinder mit dem Auto in die Schule zu bringen, wenn diese den Weg allein gehen können! Wozu haben Menschen Beine? Und Smartphones sollten im Unterricht nicht in Reichweite liegen. Alles, was für Erwachsene und Büro richtig ist, gilt auch für Kinder und Schulen. Im Prinzip kann dasselbe Programm direkt übernommen werden.

40 Lernen to go

Welcher Lehrer litt niemals unter der Unruhe einer körperlich unausgelasteten Klasse? Warum nicht spontan aufstehen, die Füße spüren, warum nicht barfuß über den Rasen laufen und sich dabei auf Englisch unterhalten? Kopfrechnen to go ist genauso denkbar wie Vokabelabfragen im Treppenhaus; jede Vokabel ist eine Stufe, und wenn alle oben sind, ist es geschafft. Auch an einer Schule können Lehrer und Schüler eine Black- und Whitelist erstellen und damit ein Gesundheitsbewusstsein schaffen. Je jünger ein Mensch, umso weniger muss man ihn zur Bewegung motivieren!

Schüler, wie auch Erwachsene, lernen in spielerischer Bewegung leichter als im Sitzen. Einige Ideen und altersspezifische Variationen liefern die nächsten Tipps, die natürlich auch für Lehrer förderlich sind.

41 Der Gehirnanknipser

Sehr gut für Alt und Jung eignen sich kinesiologische Übungen. Dabei handelt es sich um koordinative Überkreuz- und Achterbewegungen, bei der die rechte und linke Gehirnhälfte miteinander kommunizieren müssen – auch als Blockadenlöser bekannt. Vor allem viele Menschen mit Lese-Rechtschreib-Schwäche profitieren davon und sind danach konzentrierter. Fünf Minuten reichen schon und alles passiert im Stehen!

- Der Marsch: Knie abwechselnd rechts und links nach oben ziehen, dabei die rechte Hand zum linken Knie führen und die linke Hand zum rechten Knie.
- Der Elefant: Mit der rechten Hand an die Nase greifen, den linken Arm durch den rechten führen und mit der linken Hand eine liegende Acht beschreiben, dabei darf der ganze Körper folgen.

- Hüftöffner: Auf einem Bein stehen, das andere beschreibt eine Acht, dabei ist der Kopf der Acht vor dem Körper, der Bauch hinter dem Körper.

Probieren geht über Studieren! Danach lässt sich garantiert besser schreiben und rechnen.

42 Die Vokabel-Challenge

Eine Variante des klassischen Orientierungslaufes. Dazu braucht es einen Lageplan der Schule und des Schulgeländes. Verschiedene Stationen sind dabei eingezeichnet, die die Schüler finden müssen. Dort stehen jeweils eine oder mehrere Vokabeln, die übersetzt werden müssen. Man kann einzelne Schüler oder Dreiergruppen losschicken, während die anderen noch im Klassenzimmer bleiben und andere Aufgaben lösen. Dabei werden Zeit und Lösungsquote bewertet. Es gibt hier viele Möglichkeiten der Gestaltung …

43 Das Klassenzimmer als Bewegungsraum

Auch in einem Klassenzimmer kann man Bewegungsgeräte platzieren. Neben Gymnastikball, Therapiekreisel, Gymnastikmatte und Faszienrolle können auch Bewegungsspiele für Bewegung sorgen, die an keinem Kindergeburtstag fehlen, wie etwa die »Reise nach Jerusalem« oder »Erde, Wasser, Feuer, Luft«, bei dem man nicht den Boden berühren darf. Für ältere Schüler eignen sich die gleichen Angebote wie für Erwachsene. Übungen finden sich im Kapitel »Büro-Workout« (Seite 91).

Stehtisch-Optionen und alternative Sitzmöglichkeiten wie Gymnastikball oder Igelkissen könnten auch im Klassenzimmer abwechselnd benutzt werden. Bei Kindern mit ADHS haben sich Hanteln und Trainingsgewichtjacken bewährt, die ihnen ein verbessertes Feedback für den eigenen Körper geben und somit mehr Sicherheit und Ruhe vermitteln. Sich in der Bewegungspause abklopfen oder einen Zirkel veranstalten sind ebenfalls keine großen organisatorischen Herausforderungen. Ein Schrittzähler ist in jedem Smartphone installiert und Haltung, Aufrichtigkeit, Aufrichtung und Bodenhaftung sollten sowieso ein Teil des Unterrichts, des Lebens sein. Und warum nicht als Unterrichtsinhalt Schüler selbst Bewegungsspiele und Übungen gestalten lassen? Geocaching im Geografieunterricht, was wäre naheliegender? Notenbesprechungen beim Spazierengehen nimmt auch die Anspannung und für Flashmobs und New Games sind Jugendliche sowieso aufgeschlossener als »vernünftige« Erwachsene.

Absolut nichts spricht gegen die Einführung einer Bewegungskultur an Schulen! Die WHO warnt eindringlich vor den Folgen des zunehmenden Übergewichts bei Kindern und Jugendlichen. Alle Aufklärungsversuche blieben bisher wirkungslos, weil darüber vorwiegend nur berichtet und geredet wird – aber Bewegung speziell lebt vom Machen und Vormachen!

Essen mit Schmackes

Wer sagt, dass die Nahrungsaufnahme an eine sitzende Haltung gebunden ist? Entscheidend sind Zeit und Achtsamkeit!

Es gibt den Coffee to go, das Essen auf Rädern und Nahrungsmittel, die aus Guatemala eingeflogen werden. Das Essen bewegt sich wie verrückt und in kolossaler Geschwindigkeit um den Erdball herum. Nur der Mensch bleibt dabei sitzen. Essen ist ein Thema, das die Menschen bekanntlich spaltet. Einige versöhnliche Tipps im Folgenden zeigen, wie man seinen Standpunkt zum kulinarischen Genuss schärft.

44 Essen ist kein Wettkampf

Wer ständig im Wettbewerb steht, vergisst hin und wieder, dass nicht der gewinnt, der am schnellsten und meisten isst. Egal, ob Sie stehen oder sitzen, die Nahrungsaufnahme sollte entspannt und vor allem weit weg vom Schreibtisch stattfinden. Das Trennen von Essen und Arbeit ist die erste wichtige Maßnahme, wenn man sich um seine Gesundheit bemüht. Wenn Sie den ganzen Tag sitzen, können Sie ruhig auch im Stehen essen; wichtig ist, dass Sie sehr gut kauen. Damit konzentrieren Sie sich auf Ihre Mahlzeit. Das bedeutet also, dass wir nicht einfach nebenbei etwas in uns hineinschieben sollten, um danach nicht mehr zu wissen, was es war.

Man sagt, Ernährung sei die neue Religion. Was gegessen werden soll, ist inzwischen zur Glaubens- und Ideologiefrage mutiert. Keiner weiß mehr, was er »darf«, keiner hat recht, aber alle haben gute Gründe. Beispielsweise fragen sich viele irritierte Menschen: Ist Gluten ungesund? Alle Studienergebnisse zeigen: nein, überhaupt nicht! Nur wer eine Nahrungsmittelunverträglichkeit hat oder allergisch auf Gluten reagiert, sollte es meiden. Und das sind ca. 5 Prozent der Bevölkerung.

Gluten steht beispielhaft für alle erdenklichen Ernährungsthesen. Macht Milch krank? Beute ich Tiere aus, wenn ich Eier esse, und bin ich schon kein guter Mensch mehr, wenn ich konservativer Vegetarier bin? Ideologisch muss jeder selbst entscheiden, womit er leben will oder kann. Eines ist gewiss: Mehr Gemüse, am besten frisches, regionales Biogemüse, kann nicht schaden und für die meisten Esser gilt, insgesamt weniger ist mehr. Eine Scheibe Wurst schadet dem Körper nicht, zehn hingegen schon. Genießen Sie Ihr Essen, kauen Sie gut, tun Sie dabei nichts anderes und hören Sie auf, bevor Sie ein Völlegefühl haben. Essen ist die einzige Tätigkeit, bei der Sie sich nicht pausenlos bewegen sollten. Sie müssen dabei aber nicht unbedingt sitzen und schon gar nicht am Schreibtisch.

45 Lieferservice.de – nee!

Oft ist es noch nicht mal schneller, wenn man sich das Essen kommen lässt. Bis der Pizzaservice oder andere Helden von Essen auf Rädern endlich da sind, hat man meist selbst etwas gekocht, während die Pizza schon kalt ankommt. Wer bestellt, tut das meistens vom Sofa aus und ordert selten den veganen Quinoasalat mit Bambussprossen. Der Bringdienst lebt von der Menge, nicht von der Qualität seiner Produkte. Viel altes Fett, billiges, verkochtes Gemüse, Verpackungsmüll und Lebensmittelskandale prägen das Bild der vordergründig bequemen Nummer.

Wer selbst kocht, kann in Hinsicht auf seine Sitzbilanz bei der Mahlzeit länger sitzen bleiben und weiß, was im Essen ist. Selbst kochen ist Selbstbestimmung und bedeutet mehr Bewegung und Kreativität.

Essen auf Rädern ist sinnvoll für kranke Menschen im Rollstuhl, die nicht mehr aus dem Haus kommen. Gehören Sie in diese Kategorie? Aber natürlich ist Pizzaservice erlaubt, wenn 15 Freunde überraschend zu Besuch kommen und Hunger anmelden. Ausnahmen gibt es immer.

46 Das Essen selbst erjagen – die Nahrungsbeschaffung

Seit Neuestem gibt es Lieferangebote, die täglich exakt die Menge Gemüse bringen, die man für den Kochvorgang braucht. Plus Rezept. Dieses Angebot ist nicht sehr billig, aber man kann sich seine Nahrungsmittel tatsächlich bringen lassen.

Man muss es aber nicht. Alles, was ich übers Internet bestelle, geht nicht nur mit Fremdbestimmung einher, sondern verlängert meine Sitz-Zeit am Computer. Wer vor Ort einkauft, hat nicht nur den großartigen Vorteil, dass er sich dorthin bewegen kann. Er sieht die Ware, entscheidet selbst, was ihm gefällt, und denkt über seine Ernährung beim Kaufen nach! Das Einkaufen von Essen kann ein Fest für die Sinne sein, vor allem, wenn man sich die Ware beim Kleinhändler oder gar direkt vom Markt beschafft. Regional siegt!

Dem Sonnenun-
tergang entgegen

Es gibt so viele schöne Dinge außer Sitzen, die man vor dem Zubettgehen noch tun kann: Zum Beispiel wertvolle Zeit mit anderen Menschen aktiv gestalten.

Feierabend sollte mehr bedeuten, als endlich physisch und psychisch abzuschalten. Genau jetzt kommt die freie Zeit, die ich mit Entspannung, Anregung und Menschen füllen kann, die mir Kraft geben. Damit das Sofa nicht einfach nur zum Kuschelsarg mutiert, schlage ich Ihnen einige gewinnbringende Tipps vor.

47 Wir müssen reden – der Abendspaziergang als Familienzeit

Durchschnittlich neun Minuten unterhalten sich Ehepaare täglich. Das allein ist schon ein guter Grund, das abendliche Ritual des Spaziergangs einzuführen. Völlig unterschätzt von der Gesellschaft, ist er ein Gesundbrunnen für Geist, Körper und Seele, gerade weil KEIN Leistungsgedanke dahintersteht. Neben dem Gedankenaustausch und dem Teilhabenlassen des Partners an täglich Erlebtem lässt auch die Anspannung des Tages nach. Der Kreislauf bekommt noch mal einen kleinen Schwung, während sich das Stressadrenalin abbaut. Die Erschöpfung nach einem langen Tag weicht einer entspannten Frische. Auch die Kinder können das Neueste aus ihrer Schule preisgeben, während sie voranschreiten. Und wer allein seine Runden zieht, hat im inneren Monolog seine Auszeit mit sich, ohne dass er sich ständig mit anderen Menschen auseinandersetzen muss. Oder wie G. C. Lichtenberg sagt: »Man sollte nie so viel zu tun haben, dass man zum Nachdenken keine Zeit mehr hat.«

Wenn Sie sonst nichts tun, gehen Sie spazieren. Licht, Luft und Leben auf allen Wegen.

48 Schwitzfit beim Tatort – Fernsehen macht mobil

Man muss nicht gleich aufs Sofa fallen, wenn man fernsehen will. Gewöhnen Sie sich an, sobald Sie Ihr TV-Gerät anstellen, immer noch drei Übungen zu machen. Dabei können Sie sich Trainingsfolgen aussuchen, die hier für die Bürogymnastik (Seite 91) aufgelistet sind. Am besten folgt danach noch eine kleine Dehnung. Natürlich können Sie sich abends voll auspowern. Wenn Sie aber langsam zur Ruhe kommen wollen, sollten Sie keine starken Ausdauerbelastungen mehr wählen. Vor allem vor dem Schlafengehen sollte die Aufmerksamkeit verstärkt auf die Atmung gerichtet sein. Machen Sie diese Übungen IMMER, wenn Sie den Fernseher eingeschaltet haben. Entweder Sie schauen weniger fern oder Sie machen mehr Gymnastik. Beides ist von Vorteil.

Hier stelle ich Ihnen drei Abendübungen für den Sonnenuntergang vor, die hinten detailliert beschrieben sind:

- Faszienübung: »Mit dem Rücken zur Wand«: beim Runterrollen einatmen und beim Hochrollen ausatmen.
- Matte: »Die Brücke«: immer beim Ausstrecken des Beines ausatmen.
- Matte: »Das Katzen-Staubsauger-Päckchen«: beim Vorschieben des Kopfes einatmen, beim Zurückgehen ausatmen.

Grundsätzlich ist auch der Therapiekreisel mit seinen Übungen (Seite 54) sehr gut für das Ausklingen des Abends geeignet.

Ein Tipp für Schlechtschläfer: Wenn Sie den Fernseher ausmachen, endlich, und schlafen wollen, legen Sie sich im Bett auf den Rücken, legen Sie die Hände auf den Bauch und atmen Sie tief in Ihre Hände. Zählen Sie bei der Einatmung auf vier und bei der Ausatmung auf fünf, konzentrieren Sie sich für fünf Minuten jeden Abend darauf. Sie werden sehen, nach drei, vier Abenden schlafen Sie schon nach drei Minuten ein. Sobald Sie sich auf den Atem konzentrieren, wird das

Gedankenkarussell gestoppt und die Einförmigkeit der Tiefenatmung bringt Sie schnell in die Tiefschlafphase.

49 Dreh auf! – Musik aktiviert

Wir kommen heim, streifen die Schuhe von den Füßen und – nein, eben nicht, wir plumpsen nicht als Erstes auf die Sitz- und Liegepolster – wir legen eine CD ein oder stöpseln uns die Kopfhörer des MP3-Players in die Ohren. Und dann kommt wirklich genau das, was wir hören wollen. Endlich kommt nur unser Lied, eines, das berauscht und belebt, das einen Kontrast bildet zu den vielen kleinen Kompromissen, die uns der Alltag abverlangt. Im Schutz unserer vier Wände können wir, wenn uns danach ist, »abhotten« oder uns einfach nur ausschütteln, wir können auch den Boden dabei saugen oder häusliche »Altlasten« abarbeiten. Und das Allerbeste: Wir können mitsingen.

Singen ist so ziemlich der billigste und effektivste Energiespender, der dem Menschen zur Verfügung steht. Singen euphorisiert, pumpt Sauerstoff in unsere Lungen, trainiert das oft gequetschte Zwerchfell, hält jung und fokussiert einzigartig auf etwas Positives. Es gibt wenig Gesundheitsförderndes, das es mit dem Singen aufnehmen kann. Wir sollten alle viel mehr singen! Egal, ob wir an Beyoncé heranreichen oder stimmlich eher dem Kater der Nachbarin ähneln. Stimmbänder müssen trainiert und »geölt« werden, genau wie ein Muskel. Das Zwerchfell ist der größte

Atemmuskel, den wir haben. Er wird einzig trainiert durch Atmen – und Singen ist Atmen mit Flügeln.

Dies sind Nebeneffekte von etwas, das eigentlich jeder gerne macht. Aber fast keiner singt einfach so im Alltag unter Menschen, weil man dann für verrückt gehalten wird. Es gibt also eine kulturelle Deckelung und damit ist Singen im Grunde vergleichbar mit dem Stehen und Bewegen im Büro: Es ist unüblich und verpönt und damit ein wirklich sinnloser Konsens in unserer Gesellschaft.

Wer schon in Afrika war, hat das Gegenmodell erlebt. In afrikanischen Dörfern kommen die Menschen immer wieder spontan zu Klatsch- und Stimmkanons zusammen, um gemeinsam zu musizieren. Sie brauchen dazu keine Aufforderung, sie tun es aus Freude am Leben und aus sozialer Verbundenheit. Vielleicht finden Sie spontan auch in Ihrer Umgebung Menschen, die mitziehen. Ein Chor auf der Arbeit, das wäre eine Sache, manchmal auch einfach spontan! Man kann aus kulturellen Gefügen nicht so einfach ausbrechen, aber man hat ein Zuhause. Geben Sie sich wenigstens hier eine Stimme!

50 Mach's dir nicht bequem – Sitzmöbel mit Hindernissen

Wir denken oft gar nicht darüber nach. Wir kommen in einen Raum und das Erste, was wir tun, ist, uns auf der nächstbesten Sitzgelegenheit niederzulassen.

Schon aus Gewohnheit. Und nach Stunden erst fällt uns auf: Ach, ich wollte doch nicht so viel sitzen! Das ist wie mit dem Keks, der plötzlich im Mund ist, aus Gedankenlosigkeit, weil er in der Schale auf dem Tisch so appetitlich dalag. Wo wir uns doch ab jetzt immer bewusst und gesund ernähren wollten! Gewohnheiten sind treue Begleiter, man ist fest mit ihnen verbunden, sie verlassen einen nicht so leicht. Wenn Ihnen also der Keks auf den Keks geht, dann legen Sie ihn nicht auf den Tisch, sondern verstauen Sie die Packung in der obersten Schublade, am besten mit Schloss. Dasselbe gilt für Stühle und Sessel.

Die Sitzmöbel selbst müssen Sie nicht wegschließen. Es reicht, die Stühle als Ablage zu benutzen. Bälle eignen sich sehr gut, aufgestellte Bücher, Aktenordner. Bei jedem Hinsetzen muss man erst etwas wegräumen und fragt sich zwangsläufig: Will ich das jetzt wirklich?

Gewohnheiten bekommt man vor allem dann in den Griff, wenn man sie durch andere ersetzt. Das heißt, jedes Mal, wenn ich mich hinsetzen möchte, mache ich etwas anderes. Zum Beispiel springe ich fünfmal in die Luft. Dann kann ich immer noch entscheiden, ob es nicht Alternativen zum Sitzen gibt.

Wer dann doch sitzt, kann alle Stühle mit Igelkissen belegen. Das massiert den Po, aktiviert und ist auf Dauer nicht so bequem, dass man nie wieder aufstehen will.

Bewegungs-freiheit

Endlich frei sein, dahin gehen, wohin man will
– und dann endet es doch wieder auf einem
Sessel? Es gibt sie, die Alternativen!

Gerade in der Freizeit und an Wochenenden gibt es
keine Veranlassung, Stunden auf Stühlen zu verbringen. Endlich kann man Dinge tun, die einen motivieren, die Spaß bringen, Kontakte und Gemeinsamkeit,
oder auch nur Zeit mit sich allein und seinen Gedanken. Wie Sie Ihren Schweinehund überreden können,
sich zurückzuziehen, werden Sie nun erfahren.

51 Besser Hund als Schweinehund

Wer keine Tierhaarallergie, dafür Raum und Zeit hat
und dazu noch vierbeinige Freunde mag, der ist mit
einem Hund gut beraten. Ein Hund ist der absolute
Garant dafür, dass sich die Sitz-Bewegungs-Balance
zum Positiven verändert. Der treue Begleiter struktu-

riert den Tag wie nichts anderes, bringt Sie drei- bis viermal täglich bei jedem Wetter an die frische Luft und liebt Sie bedingungslos. Und das wiederum ist ein Garant für ein positives Lebensgefühl.

Nebenbei erweitert sich im Nullkommanichts Ihr soziales Umfeld, weil Sie jede Menge andere Herrchen und Frauchen auf dem Weg kennenlernen. Der Umgang mit Tieren generell fördert, wenn man den gängigen Studien glauben darf, das innere Gleichgewicht, senkt den Blutdruck und reduziert Stresshormone. Außerdem soll er jung halten. Der Hund ist somit ein Alleskönner und verjagt jeden Schweinehund. Ausreden wie »Heut ist mir nicht so« oder »Draußen ist es kalt und nass« spielen überhaupt keine Rolle. Wenn der Hund muss, dann muss er – und zwar draußen.

Allerdings darf die Anschaffung eines Hundes nicht nur dem reinen Selbstzweck dienen. Er braucht Zeit und Zuneigung, Streicheleinheiten und kostet Geld. Er funktioniert nicht einfach nur. Und wer nur eine kleine Stadtwohnung hat und schwierige Nachbarn, der ist mit einem Bernhardiner nicht wirklich gut aufgestellt. Außerdem weiß man nie, wo einen Hund die Flöhe jucken, da ist keiner wie der andere – das heißt, Flexibilität ist ein Muss für Hundebesitzer.

Wenn Sie dann auch noch ein bisschen Angst vor Hunden haben und eigentlich mehr die Katze für ihre Selbstständigkeit lieben, dann ist es ratsam, sich lieber einen Stubentiger zu holen. Allerdings muss dann die Bewegungskurve mit etwas anderem erhöht werden.

52 Die bewegte Familie und ihr Freundeskreis

Was Ihnen guttut, schadet Ihrem sozialen Umfeld auch nicht. Wenn man Wohnung und Gewohnheiten verändern will, kann man das nicht ohne die Mitbewohner entscheiden. Aber wie oft langweilt man sich zusammen oder lebt sich auseinander, wurstelt in verschiedenen Paralleluniversen vor sich hin. Bewegungsprojekte sind der beste Kitt, der Menschen zusammenhalten kann. Das ist keinesfalls anstrengend, sondern äußerst unterhaltsam und schafft Gemeinsamkeit. Und es ist gesund! Möglichkeiten und Variationen gibt es wie Sand am Meer. Wenn Sie Kinder haben, leben Sie ihnen vor, dass körperliche Aktivität Teil des Lebens ist. Natürlich gibt es eine Menge Sportarten, die gemeinsam betrieben werden können, aber es muss nicht immer Sport sein.

Es gibt eine Vielzahl von Bewegungsspielen. Erstellen Sie sich Ihre persönliche »Playlist«. Manche Sachen macht man nur im Urlaub, wie Federball, manches nur auf Kindergeburtstagen, wie Schnitzeljagd. Aber wieso sich darauf begrenzen? Warum nicht ein Wochenende mit Ball planen oder nachmittags mit »Himmel und Hölle«? Das gilt auch für Erwachsene.

Es gibt klassische und trendige Outdoor-Spiele für alle Generationen und einige auch für drinnen. Spiele, bei denen man nicht sitzt! Alle sind in Spielwarengeschäften oder im Internet erhältlich. Aber oft bewirkt ein einfacher Ball schon Erstaunliches!

Die »Playlist« – eine Auswahl:

- Crossboule: wie Boule oder Boccia, nur mit leichten Stoffsäckchen über Wiesen und Felder
- Badminton: Federball professionell
- Krocket: Wiederentdeckt, mit einem Stock Kugeln durch kleine Tore schießen.
- Wikingerschach: Holzfiguren werden in der Mitte aufgestellt, zwei Teams stellen sich jeweils auf eine Seite und versuchen im Wechsel die Figuren mit einer »Keule« umzuwerfen.
- Mülltonnen-Frisbee für den Park: Man zielt mit dem Frisbee in die Mülleimer.
- Slackline: Ein auf 50 Zentimeter Höhe fest gespannter Gurt, auf dem man balancieren muss.
- Tualoop: Mit Ringen auf Stangen zielen.
- Tischtennis: Fast in jeder Freizeitanlage bzw. auf jedem Spielplatz steht eine Platte!
- Skateboard
- Waveboard
- Dart: Mit Pfeilen auf eine Zahlenscheibe werfen.
- Tischfußball: Kickern ist wieder voll im Trend!
- Riesenmikado: Die einzelnen Stäbchen sind 80 Zentimeter lang.
- Diabolo – das Geschicklichkeitsspiel
- Jonglieren
- Basketball für drinnen: Papierkorb auf den Tisch und mit Softball aus der Entfernung reintreffen.
- Schnitzeljagd und Schatzsuche
- Murmelspiel

Geselligkeit beim Wandern

Statt zum Essen am Tisch kann man die Freunde zum Wandern oder gar Nachtwandern mit Fackeln einladen. Das kostet nichts und hält schlank. Aber man kann auch am Ende einen Eintopf servieren, vielleicht sogar um ein Lagerfeuer herum. Die Bilanz stimmt dann auf jeden Fall, bewegungstechnisch und finanziell!

Ein schönes Stückchen Erde für alle

Sie wohnen in einer Stadtwohnung, ohne die Möglichkeit, vor die Tür ins Grüne zu treten. Wie schön wäre es, einen Garten zu haben. Gartenarbeit ist pure Meditation, nur dass am Ende sogar noch was wächst dabei. Mehr Bewegung als im Garten kann man gar nicht haben. Warum dann nicht eine Parzelle in einer Schrebergartenanlage pachten? Schrebergarten ist spießig? Zu weit weg, zu viel Arbeit? Dann machen Sie doch eine Schrebergartenkommune mit Freunden auf, denn: Spießer sind Genießer, zusammen grillen macht mehr Spaß und die Verantwortung verteilt sich so auf mehrere Schultern!

53 Dirty Dancing – es muss nicht immer brav sein

»Tanzen ist Träumen mit den Füßen«, sagte einst Fred Astaire. Nicht Augen zu und durch, sondern Augen zu und tanze!

Tanzen kann so vieles sein! Die einfachste Form ist: Kopfhörer auf und vor- und zurückwippen. Das regt auf jeden Fall schon mal die Durchblutung und die Endorphine an und ist sogar an der Bushaltestelle möglich. Man kann auch in einen Tanzkurs gehen, rhythmische Schrittfolgen lernen und sich mit anderen dabei synchronisieren, nette Leute kennenlernen und vielleicht sogar die ganz große Liebe. Oder mit der immer noch ganz großen Liebe einen Tango hinlegen und alte Gefühle in Schwung bringen.

Wer es eher sportlich mag, kann zum lauten Beat einen Step-Aerobic-Kurs belegen oder beim Zumba die Hüften schwingen.

Wer sich ungestört in der Masse bewegen will, kann in Discotheken auf Rock, Hip-Hop, Dancefloor und House alles rauslassen, was die Seele schwer macht. Luftgitarre ist super, von Headbanging sollte man aus orthopädischen Gründen allerdings Abstand nehmen.

Man kann sich zum Ballett anmelden oder sich auch an einen der vielen Bewegungsorte begeben, die dem modernen oder meditativen Tanz oder der Kontaktimprovisation einen Raum geben, an dem man sich körperlich, aber auch künstlerisch wiederfindet.

Wer lieber allein bleiben will, der kann auch die Fensterläden schließen, die Anlage ganz laut aufdrehen und im Wohnzimmer über die Polstermöbel wirbeln. Dabei noch für das Zwerchfell mitsingen und so heimlich auf alle Konventionen pfeifen. Für diesen

Zweck ist die Wohnzimmergarnitur endlich mal sinnvoll eingesetzt. Hauen Sie raus, was am Tag im Körper stecken und sitzen geblieben ist!

Vergessen Sie dabei, was immer im Hinterkopf mitschwingt. Sie können tanzen! Jeder kann tanzen und jeder strahlt dabei von innen heraus. Und vielleicht sind Sie ja zu zweit hinter den geschlossenen Fensterläden und synchronisieren sich dann noch mal auf ganz andere Art … auch dafür sind Polstermöbel gut!

Immer wieder so richtig aus der Reihe tanzen ist gesund. Über Tanzen sollte man aber nicht so viel reden, man sollte es einfach machen!

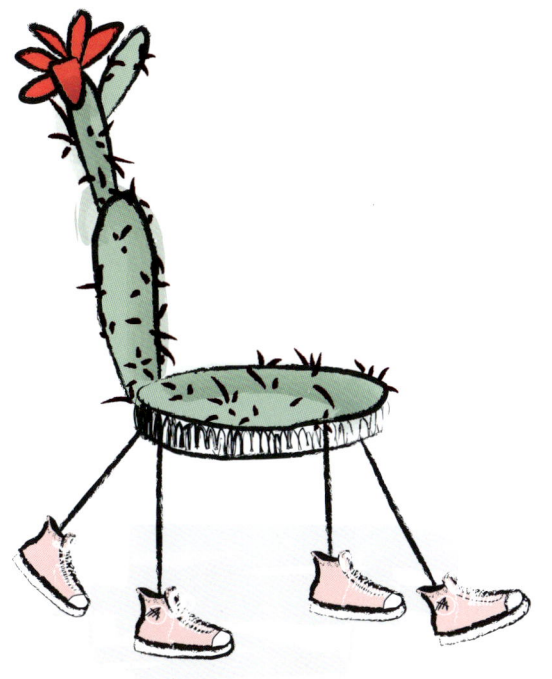

Das Büro-Workout

THE BIG FIVE

Gezielte Übungen mit verschiedenen Geräten, passend für die Schreibstuben: Mit diesen Trainingsfolgen geben Sie dem täglichen Knick einen Kick.

Wissen und Wollen taugen leider nur, wenn das Machen folgt. Um Ihr Machen erfolgreich zu unterstützen, finden Sie im Folgenden fünf Geräte für jeweils fünf Übungen, die Ihren Arbeitstag wunderbar bereichern können. Das einzig Schwierige ist, sich für eines zu entscheiden! Welches Gerät passt am besten in meine Räumlichkeiten? Welches haut mich am ehesten vom Hocker? Selbst wenn Sie alle fünf Geräte besitzen, sollten Sie nicht täglich alle Übungen durchziehen. Ihr Körper muss sich erst an diese Aktivität gewöhnen. Auch hier gilt: maßhalten.

Die angegebenen Wiederholungszahlen sind Richtwerte. Deshalb ist auch immer aufgeführt, welche Körperpartien angesprochen werden. Sie sollten immer selbst nachspüren, wo im Körper eine Dehnung stattfindet. Grundsätzlich richten sich die Übungen an gesunde und untrainierte Menschen. Wenn Sie eine Erkrankung haben, körperlich eingeschränkt oder einfach unsicher sind, beraten Sie sich bitte vorher mit Ihrem Physiotherapeuten oder Arzt!

Im Tipp Zirkeltraining (Seite 118) werden im Anschluss Kombinationsvorschläge gezeigt, die auch im Team gemeinsam gemacht werden können. Das fördert die Motivation und bringt Spaß in den Ernst! Als Entscheidungshilfe sind die Eigenschaften der Geräte und die Trainingseffekte vor jeder Übungsfolge zusammengefasst.

Gebrauchsanweisung THE BIG FIVE

Gymnastikband, Gymnastikball, Aerobic-Steppbrett, Bodenmatte und Faszienrolle: Je nachdem, welches Gerät Ihnen zur Verfügung steht, entscheiden Sie sich für 3 Übungen, die Ihnen für Ihren individuellen Tag richtig und leicht realisierbar erscheinen. Absolvieren Sie dieses Trainingsprogramm täglich 1- bis 2-mal während der Arbeit.
Nach einer Woche überprüfen Sie, ob die Übungen Ihnen weiterhelfen, ob Sie eine Variante brauchen, eine Erhöhung der Wiederholungszahlen oder eine Ergänzung. Nach einer weiteren Woche überprüfen Sie erneut den Effekt.

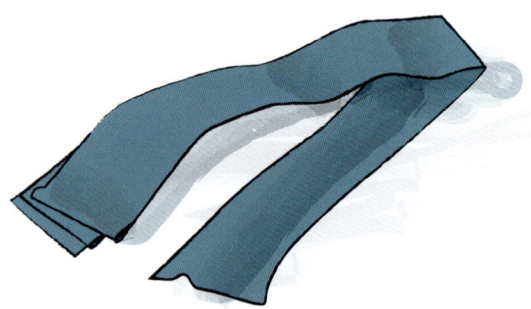

Das Gymnastikband

Klein, bunt, dehnbar – das Band aus Kautschuk oder Gummi, das man zur Kräftigung benutzt, kennt inzwischen fast jeder und der ehemalige Nationaltrainer Jürgen Klinsmann hat das Gummi 2004 sogar für die Fußballnationalmannschaft eingeführt. Sinnvoll ist es, eine Länge von mindestens 2,50 Metern zu nehmen. Die Stärke sollte so gewählt werden, dass Sie, wenn Sie das Band doppelt nehmen, es mit Mühe zwei Zentimeter auseinanderziehen können. Das Gymnastikband ist von den zur Verfügung stehenden Trainingsgeräten das billigste und am meisten Platz sparende Mittel zur Fitness. Auch als Pausenfüller bringt Sie das kleine Biegsame wieder in die Aufrichtung.

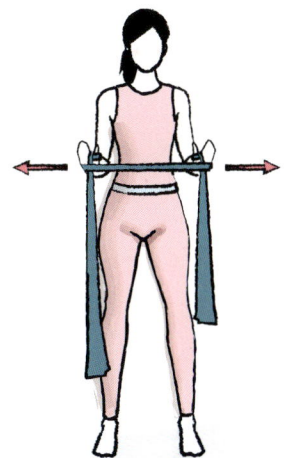

1. Pinguin

Ausgangsstellung: Locker auf beiden Beinen stehen, die Knie leicht gebeugt, die Kniescheiben sind in einer Linie mit den Zehen, Po und Bauch anspannen.

Bandanlage: Band in beide Hände nehmen, die Ellbogen sind am Körper und 90 Grad gebeugt, zwischen den Händen spannt sich das Band.

Übung: Hände und Unterarme nach außen drehen, Ellbogen bleiben fest am Körper. Die Schulterblätter bewegen sich dabei zu Wirbelsäule und Po, wie beim Flügelschlagen des Pinguins. 3 × 10 Wiederholungen.

Effekt: Macht die Brust weit.

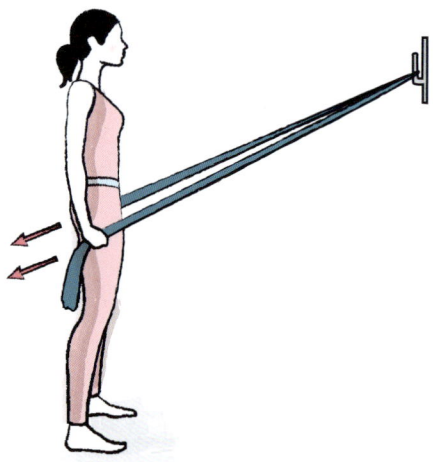

2. Zügel straffen

Ausgangsstellung: Wie Übung 1.

Bandanlage: Das Band ist am Fenstergriff befestigt und jetzt wird's Zeit, die Zügel in die Hand zu nehmen: Die Arme sind zum Fenster hin gestreckt und spannen die Bandenden.

Übung: Po, Bauch und Beine anspannen und die Arme nach hinten am Körper vorbeiziehen, wie wenn man beim Reiten die Zügel anzieht. Die Körperhaltung bleibt stabil. 3 × 10 Wiederholungen.

Effekt: Führt zu einer stolzen Haltung.

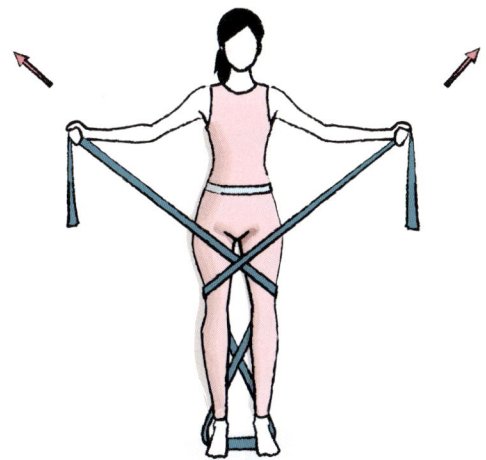

3. Silberrücken

Ausgangsstellung: Wie Übung 1.

Bandanlage: Mit beiden Füßen auf der Mitte des Bandes stehen, die Bandenden hinter den Beinen kreuzen, dann an den Beinen außen vorbeiführen und vor den Beinen kreuzen, in die Hände (überkreuz) nehmen und spannen.

Übung: Mit aufrechtem, stabilisiertem Oberkörper beide Arme nach oben und außen strecken, wie ein Gorillamännchen, das sein Gebiet markiert. Wer will, kann dabei laut brüllen … 3 × 10 Wiederholungen.

Effekt: Macht eine breite Brust und starke Muskeln.

4. Blinker

Ausgangsstellung: Auf einem Bein stehen, Knie leicht gebeugt. Das andere Bein ist leicht angehoben, beide Kniescheiben zeigen nach vorne.

Bandanlage: Das Band ist über beide Fußknöchel gebunden, die Enden sind verknotet.

Übung: Das angehobene Bein zur Seite abspreizen, als würde man einen Blinker setzen. Die Kniescheibe zeigt dabei weiter nach vorne, das Bein bleibt auf der seitlichen Ebene, ohne nach vorne auszuweichen. 3 × 10 Wiederholungen auf beiden Seiten.

Effekt: Strafft den Po und stabilisiert das Becken.

5. Siegerposing

Ausgangsstellung: Wie Übung 1.

Bandanlage: Die rechte Hand ist an der rechten Schulter, der linke Arm ist hinten unten. Die Hände greifen das Band hinter dem Rücken und spannen es.

Übung: Beide Ellbogen gegen den Widerstand strecken und das Band in die Länge ziehen (siehe Abb.). Wer will, kann dazu das Victory-Zeichen mit gestrecktem Zeige- und Mittelfinger machen. Dann die Seiten wechseln. 3 × 10 Wiederholungen auf beiden Seiten.

Effekt: Kräftigung in die Aufrichtung und Kräftigung der hinteren Armmuskulatur.

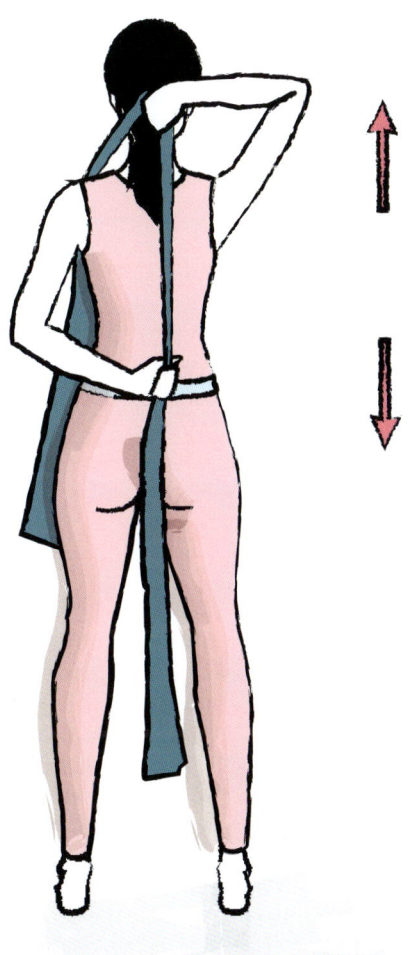

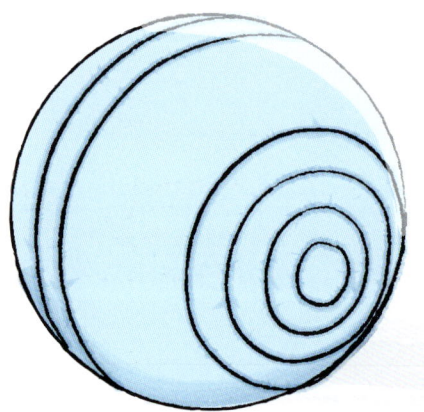

Der Gymnastikball

Er rollt, hüpft und bringt Dynamik in den Tag – der große Ball mit 65 cm Durchmesser hat außerdem den Vorteil, dass er einen hohen Aufforderungscharakter besitzt und Sie ihn auch als Stuhlersatz nehmen können. Sein Nachteil wiederum ist, dass er viel Raum einnimmt – dadurch ruft er sich natürlich auch immer wieder in Erinnerung! Das farbige Rund macht beweglich, bringt Muskeln und führt zu mehr Balance im Leben. Die Bälle sind, wie die Gymnastikbänder auch, inzwischen in vielen Discountern für wenig Geld zu haben. Also: Machen Sie Ihren Tag rund!

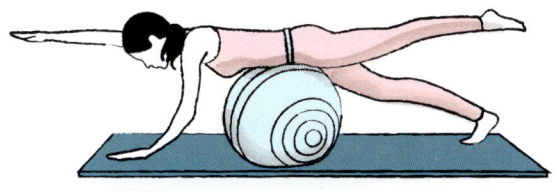

1. Tischlein streck dich

Ausgangsstellung: Bäuchlings auf dem Ball liegen, Hände und Füße haben Kontakt zum Boden – wie die vier Beine eines Tisches.

Übung: Rechten Arm und linkes Bein abheben, kurz gestreckt halten, zurückstellen, dann linken Arm und rechtes Bein abheben. Wenn man auf Ihrem Rücken ein Glas Wasser abstellen kann, haben Sie alles richtig gemacht. 3 × 10 Wiederholungen auf beiden Seiten.

Effekt: Kräftigt den Rücken und Sie finden nebenbei Ihr Gleichgewicht.

2. Das Bett des Fakirs

Ausgangsstellung: Aufrechter Sitz auf dem Ball. Die Beine stehen hüftbreit auf dem Boden, die Füße zeigen nach vorne. Die Arme nach vorne strecken, als ob man einen unsichtbaren Ball umfassen würde.

Übung: Mit den Füßen nach vorne wandern, die Arme wandern nach oben, der Oberkörper bleibt gerade und gleitet in Rückenlage. In der Endposition stehen die Knie im 90-Grad-Winkel. Sie liegen jetzt wie ein Fakir auf seinem Nagelbett.

Dann ca. 10 Sekunden lang Trippelschritte auf der Stelle machen, danach wieder rückwärts nach oben kommen bis zum Sitz. 3 × 10 Wiederholungen.

Effekt: Im besten Falle eine Erleuchtung, in jedem Fall aber eine Kräftigung des Haltungsapparates und der Hüftmuskulatur, Gleichgewichtstraining.

3. Der Frosch

Ausgangsstellung: Bäuchlings auf dem Ball liegen, die Arme sind auf dem Boden.

Übung: Mit den Armen nach vorne laufen, bis die Oberschenkel auf dem Ball liegen, dann die Knie unter den Körper ziehen, sodass man auf dem Ball wie ein Frosch kauert. Dann zurück. 3 × 10 Wiederholungen.

Effekt: Macht den Rücken locker und Schultern und Arme stark.

4. Die Robbe

Ausgangsstellung: Robbengleich mit der Oberschenkelvorderseite auf dem Ball liegen, die Arme stützen sich auf den Boden.

Übung: Die Ellbogen tief beugen und wieder strecken (Liegestütze), dabei bleibt der Rest des Körpers brettsteif, wie eine Wippe, das heißt, wenn der Kopf nach unten geht, gehen die Füße nach oben. 3 × 10 Wiederholungen.

Effekt: Arm- und Schultergürtelkräftigung.

5. Die Hebebrücke

Ausgangsstellung: Auf dem Rücken liegen, die Unterschenkel sind auf dem Ball, die Arme liegen neben dem Körper.

Übung: Das Becken so weit nach oben strecken, dass ein (Matchbox-)Dampfer drunter durchfahren könnte, bis Beine und Wirbelsäule eine Linie bilden. Dann abwechselnd linkes und rechtes Bein gestreckt abheben. 3 × 10 Wiederholungen auf beiden Seiten.

Effekt: Knackiger Po, kräftiger Körper, Anti-Cellulite-Effekt.

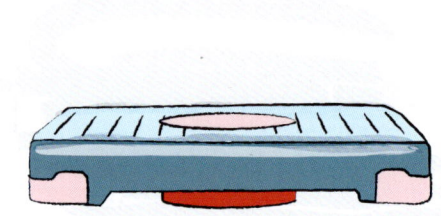

Das Aerobic-Steppbrett

Werden Sie zum Aufsteiger – zumindest im Fitness-bereich: Das Aerobic-Steppbrett kann man in drei unterschiedliche Höhen (12, 18 und 23 cm) einstellen. Praktisch ist das Gerät, weil Sie es auch als Fußhocker für den Stehtisch sowie zur Schreibtischerhöhung nutzen können. Wer merkt, dass er schon beim Treppensteigen schwer atmet, hat hier das perfekte Trainingsgerät gefunden. Bei den Übungen ist die Anzahl der Wiederholungen wichtig. Generell profitieren hier vor allem die Po- und Beinmuskeln, das Brett taugt also auch zur Prophylaxe von Cellulite. Bei den Übungen 1 bis 3 kommen Sie schnell mal ins Schwitzen, daher sollten Sie Sportkleidung mit einplanen.

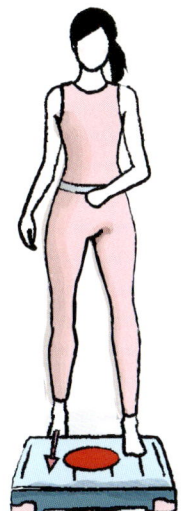

1. Basic Step

Ausgangsstellung: Vor dem Brett stehen.

Übung: Zuerst mit dem rechten Fuß auf den Stepper steigen, dann mit dem linken Fuß, sodass beide Füße auf dem Stepper sind. Dann in derselben Fußreihenfolge wieder hinuntergehen. Arme dabei engagiert mitbewegen. Mit Musik geht die Übung noch besser und bringt Rhythmus in die Arbeitswelt! 2 × 30 Wiederholungen.

Effekt: Ausdauer, Kräftigung für Po- und Beinmuskulatur.

2. Kneelift Crossing

Ausgangsstellung: Vor dem Brett stehen.

Übung: Mit dem linken Bein auf das Brett steigen, das rechte Knie zum Bauch ziehen und den linken Ellbogen zum Knie führen, dann den rechten Fuß wieder vor dem Brett absetzen und erneut nach oben ziehen. Mehrmals wiederholen, dann die andere Seite. 2 × 30 Wiederholungen auf beiden Seiten.

Effekt: Koordination, Ausdauer, Kräftigung für Po- und Wadenmuskulatur. Die Übung schult zudem die linke und rechte Gehirnhälfte, sodass danach geistige Aufgaben leichter zu erledigen sind. Tschakka!

3. Sidestep

Ausgangsstellung: Seitlich zum Brett stehen.

Übung: Mit dem rechten Bein seitlich auf das Brett treten und linke Ferse zum Po bringen, dann mit dem linken Fuß wieder auf den Boden tippen und wieder hoch. Mehrmals wiederholen, dann Seitenwechsel. 2 × 30 Wiederholungen auf beiden Seiten.

Effekt: Ausdauer und Kräftigung für Po- und Beinmuskulatur.

4. Heel up

Ausgangsstellung: Mit den Zehenspitzen auf der Kante des Brettes stehen, die Ferse befindet sich tiefer als die Kante.

Übung: Den Körper auf den Zehenspitzen wie eine Ballerina nach oben drücken, dann die Ferse wieder tief absinken lassen. Falls es noch an tänzerischer Eleganz fehlt, können Sie sich am Stehtisch festhalten. 2 × 30 Wiederholungen.

Effekt: Aktive Dehnung und schöne Formung der Wadenmuskulatur. Ohne Festhalten: Gesamte Stabilisation von Bein und Becken, Körperbeherrschung.

5. Hip down

Ausgangsstellung: Mit dem Standbein seitlich auf dem Brett stehen, das andere Bein hängt frei auf gleicher Höhe.

Übung: Das freischwebende Becken absinken lassen (»Hip down«), dann wieder nach oben bewegen. Mehrmals wiederholen, dann Seitenwechsel. 2 × 30 Wiederholungen auf beiden Seiten.

Effekt: Kräftigung der Hüft- und Beckenstabilisatoren am Standbein.

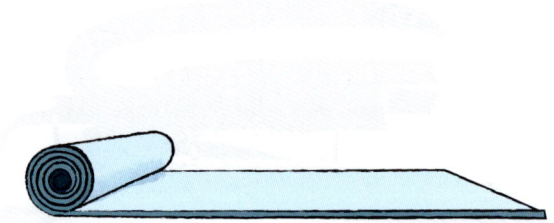

Die Bodenmatte

Die Gymnastikmatte hat genau eine Funktion: Gymnastik machen. Und zwar ohne dass der Fußbodenstaub der letzten vier Tage an einem haften bleibt. Bei Erschöpfungsanfällen können Sie sich auch einfach nur drauflegen, am besten mit den Unterschenkeln auf dem Stuhl. Das ist eine Wohltat für die Bandscheibe! Das Üben auf dem Büroboden löst anfangs oft Irritationen bei Kollegen aus. Danach leihen sich alle ständig die Matte aus, um selbst Bodenhaftung zu bekommen. Back to the roots! Die Übungen auf der Matte haben vor allem kräftigenden Charakter.

Gängige Maße: Länge – Breite – Höhe: 185 × 60 × 1,5 cm

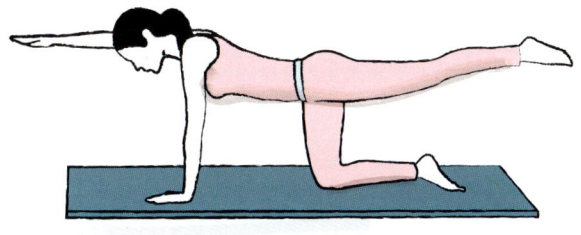

1. Der Hund

Ausgangsstellung: Auf Hände und Knie in den Vierfüßlerstand gehen, der – Überraschung! – auch Hundstellung genannt wird.

Übung: Rechten Arm und linkes Bein strecken, kurz halten, dann zurück zur Ausgangsstellung und linken Arm und rechtes Bein strecken. 3 × 10 Wiederholungen auf beiden Seiten.

Effekt: Rückenkräftigung und -stabilisation.

2. Die Brücke

Ausgangsstellung: Auf dem Rücken liegen, die Beine sind aufgestellt, die Arme liegen neben dem Körper.

Übung: Das Becken zur Decke abheben, dann abwechselnd rechts und links das Bein strecken. Wer will, kann noch unter dem Rücken mit dem rechten und linken Zeigefinger Fingerhakeln machen. 3 × 10 Wiederholungen auf beiden Seiten.

Effekt: Kräftigung und Stabilisation der Rücken-, Po- und Beinmuskulatur.

3. Das Brett

Ausgangsstellung: Von der Bauchlage aus in den Unterarmstütz, Füße bzw. Zehen sind aufgestellt.

Übung: Knie, Po und Oberkörper abheben, steif wie ein Brett in einer Linie halten, dann abwechselnd linken und rechten Fuß abheben. 3 × 10 Wiederholungen.

Effekt: Ganzkörperstabilisation.

4. Liegestütz light

Ausgangsstellung: In der Bauchlage auf die Hände stützen, Kopf, Po und Oberschenkel bilden dabei eine Linie bis zu den Knien, Beine sind angewinkelt.

Übung: Liegestütze machen, der Körper ist bis zu den Knien gerade wie ein Brett. 3 × 10 Wiederholungen.

Effekt: Stabilisation des ganzen Körpers, insbesondere der hinteren Armmuskulatur.

5. Das Katzen-Staubsauger-Päckchen

Ausgangsstellung: Vierfüßlerstand, siehe 1. Der Hund (Seite 109).

Übung: Einen Katzenbuckel machen, dann den Rücken absinken lassen, den Po zu den Fersen bringen und den Oberkörper auf den Oberschenkeln in der Päckchenhaltung ruhen lassen. Tief in den Rücken einatmen, die Arme bleiben gestreckt vorne liegen. Danach den Kopf über der Matte »wie einen Staubsauger« bewegen, die Arme langsam durchdrücken und zum Vierfüßlerstand zurückkehren. 1 × 15 Wiederholungen.

Effekt: Mobilisiert und dehnt den kompletten Rücken und belüftet die »ausgesessenen« Körperregionen.

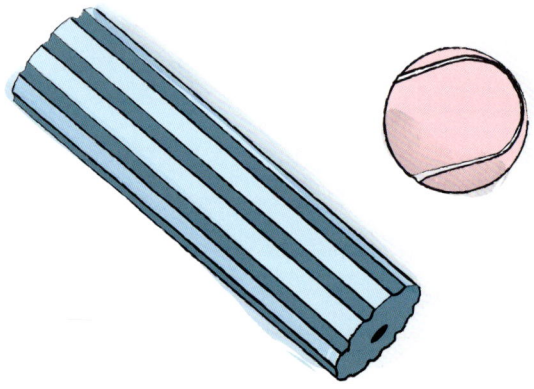

Faszienrolle und Tennisball

Der Vorteil der Faszienübungen ist, dass Sie dabei Muskeln kräftigen und gleichzeitig bindegewebige Muskelhüllen (Faszien) mobilisieren können. Außerdem sind die notwendigen »Geräte« sehr handlich. Es gibt Faszienrollen in allen Variationen. Für ein Training des ganzen Körpers benötigen Sie zwei Schaumstoffrollen mit dem Durchmesser 7 cm, eine Faszienrolle mit dem Durchmesser 20 cm und zwei Tennisbälle. Die Mobilisierung der Faszien kann einem schon mal die Tränen in die Augen treiben, ist aber bei Sehnenscheiden- und Rückenschmerzen oft extrem effektiv. Bei speziellen Schmerzstellen sollten Sie ruhig öfter und sehr langsam darüberrollen.

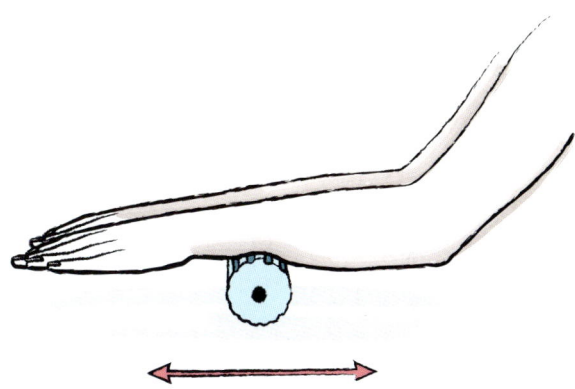

Unterarm-Wellholz

Ausgangsstellung: Aufrecht vor einem Tisch stehen, Knie leicht gebeugt, beide Handflächen liegen jeweils auf einer Mini-Faszienrolle.

Übung: Druck auf beide Rollen geben, dann wie beim Teigausrollen weiterrollen zu den Unterarmen (siehe Abb.), die Handflächen nach oben drehen und zurück. Dabei bleibt der Oberkörper gestreckt und nur Knie und Hüfte sind leicht gebeugt. 3 × 10 Wiederholungen.

Effekt: Stabilisation von Beinen und Rumpf, Faszienmobilisation von Händen und Armen.

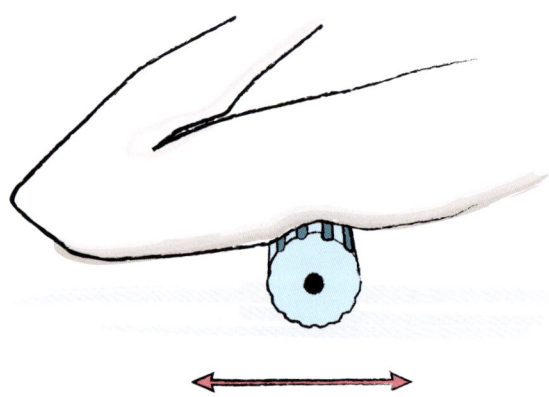

Winkearme ade

Ausgangsstellung: Aufrecht vor einem Stehtisch stehen, Knie leicht gebeugt, beide Ellbogen liegen gebeugt auf jeweils einer Mini-Faszienrolle.

Übung: Druck auf Rollen geben und langsam vor- und zurückrollen (siehe Abb.). 3 × 10 Wiederholungen.

Effekt: Stabilisation von Beinen und Rumpf, strafft kraftlose Oberarme.

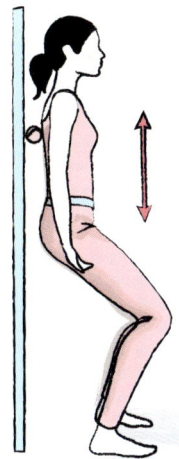

Mit dem Rücken zur Wand

Ausgangsstellung: Mit dem Rücken an die Wand lehnen. Zwei Tennisbälle sind rechts und links von der Wirbelsäule zwischen den Schulterblättern platziert.

Übung: Die Knie beugen und wieder strecken, dabei die Tennisbälle mit Druck auf die Muskulatur nach oben und unten an der Wand entlangrollen (siehe Abb.). 3 × 10 Wiederholungen jeweils oben und unten.

Effekt: Kräftigung von Beinen und Rumpf, Faszienmobilisation im Rücken- und Schulter-Nacken-Bereich.

Leichtfuß

Ausgangsstellung: Einbeinstand links, rechter Fuß steht auf Tennisball.

Übung: Mit Druck auf dem Ball nach vorne und hinten rollen. Dabei den Körper aufrecht halten. 3 × 10 Wiederholungen auf beiden Seiten.

Effekt: Ganzkörperstabilisation, Leichtfüßigkeit bei gleichzeitiger Erdung, Faszienmobilisation im Fußsohlenbereich.

Beinhart

a) Ausgangsstellung 1: Langsitz auf der Matte, beide Unterschenkel liegen auf der großen Rolle, die Arme stützen nach hinten auf.

Übung: Po anheben und mit der Schubkraft der Hände die Unter- bzw. Oberschenkel über die Rolle schieben (siehe Abb.). 3 × 10 Wiederholungen, jeweils Unter- und Oberschenkel.

Effekt: Kräftigung von Arm- und Rumpfmuskulatur, Faszienmobilisation der Schenkelrückseite.

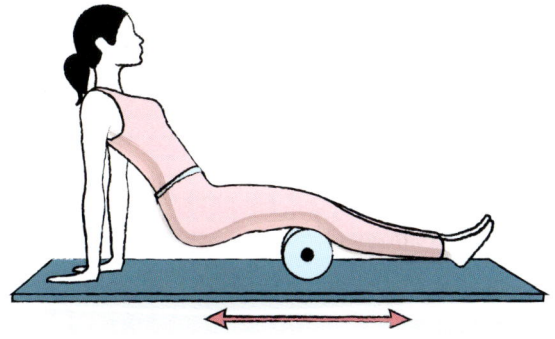

b) **Ausgangsstellung 2:** Auf der Matte von der Bauchlage in den Unterarmstütz. Oberschenkelvorderseiten
liegen auf der Rolle.

Übung: Mit den Armen die Oberschenkel langsam
über die Rolle schieben. 3 × 10 Wiederholungen.

Effekt: Ganzkörperstabilisation, Faszienmobilisation
der Oberschenkelvorderseite.

Der Büro-Zirkel

Wenn Sie alle hier vorgestellten Geräte schon haben oder eine »Gerätegenossenschaft« mit Mitarbeitern bilden, können Sie die Sache rund machen, im wahrsten Sinne des Wortes. Allein oder gemeinsam sorgt ein Zirkeltraining für Abwechslung. Sie benötigen dafür etwas Platz, aber die Stationen müssen nicht unbedingt einen Kreis bilden, sondern können im Flur, im Treppenhaus und in anderen Zimmern sein. Entscheidend ist, dass Sie alles nacheinander im festen Rhythmus ausführen. In unserem Fall haben wir fünf Stationen, an jeder Station befindet sich ein anderes Gerät. An jedem Gerät absolviert man 30 Sekunden lang eine Übung, dann folgt eine Pause von 30 Sekunden, und ab zur nächsten Station. Das heißt, nicht die Wiederholungszahl, sondern die Zeit gibt das Intervall vor. Die Übungen werden zügig nacheinander, aber langsam ausgeführt. Die Zeit läuft nicht schneller, nur weil Sie die Übungen schnell durchziehen!

Nachdem Sie den Kreisel komplett absolviert haben, können Sie das Training mit einer Dehnung wie im Kapitel »MOBI QUICK« (Seite 120) ausklingen lassen.

Hier möchte ich Ihnen ein Beispiel für die Abfolge eines Zirkeltrainings vorstellen. Die einzelnen Übungen sind in dem Kapitel »Das Büro-Workout: THE BIG FIVE« (Seite 92) beschrieben.

Aerobic-Steppbrett
Übung: Kneelift Crossing

Effekt: Ausdauer

Gymnastikband
Übung: Silberrücken

Effekt: Ganzkörperkräftigung

Gymnastikball
Übung: Hebebrücke

Effekt: Kräftigung Po und Beine

Matte
Übung: Katzen-Staubsauger-Päckchen

Effekt: Mobilisation

Tennisbälle
Übung: Mit dem Rücken zur Wand

Effekt: Beinkräftigung und Mobilisation Rücken

MOBI QUICK

Dehnen an Stuhl und Tisch ist auch für den kleinen Bewegungshunger geeignet. Die Übungen für zwischendurch helfen, beim Arbeiten mobil zu bleiben!

Dehnungen dienen der Beweglichkeit und der besseren Durchblutung. Neuerdings wird von Experten die Zwei-Minuten-Dehnung propagiert – Sie können aber auch ganz klassisch das 10-Sekunden-Halten-Lösen wählen. Speziell im Nacken- und Kopfbereich sollten Sie es nicht übertreiben. Grundsätzlich gilt: bewusst atmen! Am besten in die Spannung hineinatmen.

Jeweils 9 Dehnübungen auf und an Stuhl und Tisch bieten sich besonders beim Arbeiten am Schreibtisch an. Sie können einzeln oder nacheinander durchgeführt werden und haben durchaus auch einen meditativen Charakter. So ermöglichen sie immer wieder eine kleine Auszeit und einen gesunden Abstand zur Arbeit.

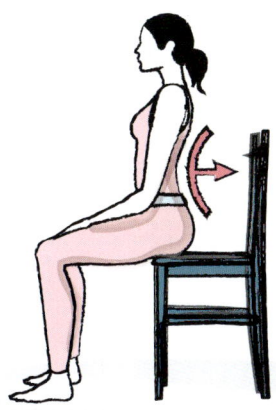

Die folgenden Mobilisationsübungen sind unkompliziert und zur schnellen Entspannung während der Arbeitsprozesse ein echter Bringer. Ersthelfer par excellence bei aufkommenden Verspannungen.

Mobilisation an Stuhl und Tisch

Rock 'n' Roll

Auch im Rock ausführbar, der Beckenroller: Im Sitzen das Becken nach vorne »rollen«. Dabei bewegt sich die untere Wirbelsäule nach vorne, das Brustbein wandert in Richtung Decke, der Kopf streckt sich in Verlängerung der Wirbelsäule und der Nacken verlängert sich.

Dann ganz zurückrollen, alles wird rund und der Kopf schaut zum Bauch. Das ganze 10-mal wiederholen und dabei tief ein- und ausatmen.

Schulterroller

Macht alles, was wir am Tag schultern müssen, etwas leichter: Schultern nach oben und nach hinten kreisen, dabei tief in den Brustkorb einatmen, beim Kreisen nach unten und wieder nach vorne ausatmen.

Dann die Schultern umgekehrt, von hinten nach vorne, kreisen, dabei ausatmen und zurück, in der Bewegung nach hinten einatmen, 10-mal wiederholen.

Die Kopfverdreher

Hier können Sie sich ruhig mal den Kopf verdrehen lassen! Aber bitte beachten Sie: Falls bei diesen Übungen Schwindel oder Kopfschmerzen auftreten, sollten Sie sie sofort beenden und eine Fachkraft konsultieren.

- Ein Doppelkinn machen und den Hinterkopf nach hinten schieben. 3 × 10 Sekunden halten.
- Dann den Kopf nach links und nach rechts drehen. 10-mal wiederholen.
- Das Kinn auf die Brust sinken lassen. 3 × 10 Sekunden halten.
- Rechtes Ohr zur rechten Schulter neigen, dabei dehnt sich der seitliche Halsmuskel. Dann die andere Seite dehnen. Jede Seite 10 Sekunden halten.

Mit erhobener Brust

Auch im Sitzen kann man eine stolzgeschwellte Brust zeigen: Beide Hände hinter dem Po aufstützen. Den Brustkorb heben. 3 × 10 Sekunden halten und tief in den Brustkorb einatmen.

Schwanenhals

Hände auf den Armlehnen, mit gestreckten Armen den Körper hochdrücken. Dann den Nackenbereich absinken lassen, sodass die Schultern zu den Ohren kommen, dabei bleiben die Ellbogen gestreckt. Die Schultern entfernen sich dann wieder von den Ohren, Nacken-Schulter-Muskulatur wird aktiv gedehnt. 3 × 10 Wiederholungen.

Der Tisch

Hinter dem Stuhl stehen, beide Hände auf die Stuhl-rücklehne legen, die Arme und der Oberkörper sind waagrecht nach vorne gestreckt, die Hüfte 90 Grad gebeugt, der Form eines Tisches nachempfunden. 3 × 10 Sekunden halten.

Liegestütze auf Schreibtisch

Einen Meter vom Tisch entfernt stehen, die Hände auf dem Tisch abstützen, den Körper wie ein Brett gestreckt halten und Liegestütze machen, dabei bleibt der Körper in einer Linie. 3 × 10 Wiederholungen.

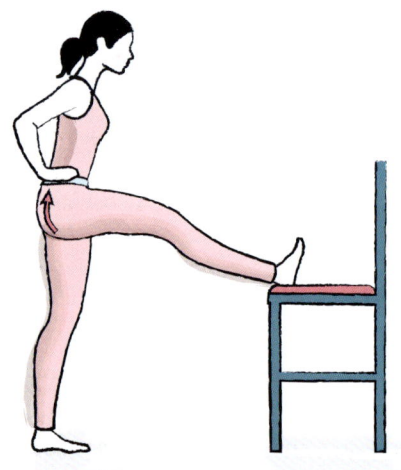

Hoch das Bein – nicht nur beim Karneval

Funkenmariechen für Anfänger: Vor dem Stuhl stehen. Ein Bein mit der Ferse auf den Stuhl legen, dann das Becken nach vorne kippen, sodass im hinteren Oberschenkel eine Dehnung zu spüren ist. 2 × 2 Minuten halten, dann das Bein wechseln.

Skiabfahrtslauf

Laden Sie ein Bergbild auf Ihren Laptop, stellen Sie sich Skier unter Ihren Füßen vor – und Schuss den Hang hinunter: Auf der Stuhlkante sitzen, den Oberkörper über beide Oberschenkel beugen und das Gewicht auf die Beine verlagern. Im gebeugten Zustand 10 Sekunden stehen bleiben. 5 × wiederholen.

Mobilisation an Stehtisch und -stuhl

Der Baum

Eine Yoga-Übung wie gemacht für das Sitz-Killen: Vor dem Tisch stehen. Den rechten Fuß auf die Innenseite des linken Knies setzen. Beide Handflächen aneinanderlegen und über die Kopfmitte heben. Tief atmen, 10 Sekunden halten, dann die Übung mit dem rechten Bein als Standbein wiederholen.

Der Einbeiner

Ein Achsentraining wie aus dem Lehrbuch: Auf einem Bein stehen und das Knie in der Längsachse beugen. 3 × 10 Wiederholungen auf beiden Seiten.

Der Marsch

Man kann gehen und doch bleiben: Auf der Stelle gehen, dabei die Knie abwechselnd rechts, dann links hoch zum Bauch ziehen. 3 × 10 Wiederholungen auf beiden Seiten.

Primaballerina

Grazil am Laptop: Auf beiden Beinen stehen, beide Fersen nach oben abheben und auf den Zehenballen stehen. 3 × 10 Wiederholungen.

Hampelmännchen

Auf einem Bein stehen, das andere abspreizen, dabei zeigt die Kniescheibe immer nach vorne, während die Hüfte gestreckt bleibt. 3 × 10 Wiederholungen.

Wadenbeißer

Ausfallschritt, die hintere Ferse in den Boden drücken, das hintere Knie strecken und das Becken nach vorne schieben, bis es in der Wade zieht. Dauer: 2 × 2 Minuten auf beiden Seiten.

Cancan

Moulin Rouge am Arbeitsplatz: Der Stehhocker steht neben dem Stehtisch, ein Bein darauflegen und 2 × 2 Minuten halten, dann ist das andere Bein dran.

Bürospagat

Vor dem Stehhocker stehen, einen Fuß auf den Hocker stellen, den anderen nach hinten ziehen. Das Gewicht nach vorne auf den Fuß verlagern und der Dehnung nachspüren. 2 × 2 Minuten auf beiden Seiten.

Spirelli

Atmen Sie mit der Drehung den Stress einfach weg: Im Stehen die Finger beider Hände hinter dem Rücken verschränken, die Handflächen nach unten drehen, bis sich der Brustkorb dehnt, und den Oberkörper nach rechts und nach links drehen. 3 × 10 Wiederholungen.

Liebe Leserin, lieber Leser,

hat Ihnen dieses Buch weitergeholfen? Für Anregungen, Kritik, aber auch für Lob sind wir offen. So können wir in Zukunft noch besser auf Ihre Wünsche eingehen. Schreiben Sie uns, denn Ihre Meinung zählt!

Ihr TRIAS Verlag

Kontakt:
kundenservice.thieme.de

Lektorat TRIAS Verlag
Postfach 30 05 04
70445 Stuttgart

Besuchen Sie uns auf facebook
**www.facebook.com/
trias.tut.mir.gut**

Besuchen Sie uns auf facebook
**www.facebook.com/
mama.mag.trias**

Folgen Sie uns auf Instagram
**www.instagram.com/
trias_verlag**

Lassen Sie sich inspirieren
**www.pinterest.com/
triasverlag**

Abonnieren Sie unsere Newsletter:
**www.trias-verlag.de/
newsletter**

Bibliografische Information der Deutschen Nationalbibliothek
Die Deutsche Nationalbibliothek verzeichnet diese Publikation in der Deutschen Nationalbibliografie; detaillierte bibliografische Daten sind im Internet über http://dnb.d-nb.de abrufbar.

Programmplanung:
Celestina Filbrandt
Projektmanagement: Kathrin Hage
Redaktion: Annette Barth
Bildredaktion: Christoph Frick

Bildnachweis
Umschlaggestaltung und Layout:
CYCLUS Visuelle Kommunikation, Stuttgart
Umschlagzeichnung und Zeichnung S. 3: Parthena Loenicker

1. Auflage 2020
© 2020 TRIAS Verlag in Georg Thieme Verlag KG
Rüdigerstraße 14, 70469 Stuttgart

Printed in Germany

Satz und Repro: Reemers Publishing Services GmbH, Krefeld
gesetzt in Adobe Indesign CC 2019
Druck: AZ Druck und Datentechnik GmbH, Kempten
Gedruckt auf chlorfrei gebleichtem Papier

ISBN 978-3-432-10985-5

Auch erhältlich als E-Book:
eISBN (ePub) 978-3-432-10986-2

1 2 3 4 5 6

Wichtiger Hinweis: Wie jede Wissenschaft ist die Medizin ständigen Entwicklungen unterworfen. Forschung und klinische Erfahrung erweitern unsere Erkenntnisse. Ganz besonders gilt das für die Behandlung und die medikamentöse Therapie. Bei alle in diesem Werk erwähnten Dosierungen oder Applikationen, bei Rezepten und Übungsanleitungen, bei Empfehlungen und Tipps dürfen Sie darauf vertrauen: Autoren, Herausgeber und Verlag haben große Sorgfalt darauf verwandt, dass diese Angaben dem Wissensstand bei Fertigstellung des Werkes entsprechen. Rezepte werden gekocht und ausprobiert. Übungen und Übungsreihen haben sich in der Praxis erfolgreich bewährt.
Eine Garantie kann jedoch nicht übernommen werden. Eine Haftung des Autors, des Verlags oder seiner Beauftragten für Personen-, Sach- oder Vermögensschäden ist ausgeschlossen.
Geschützte Warennamen (Warenzeichen®) werden nicht besonders kenntlich gemacht. Aus dem Fehlen eines solchen Hinweises kann also nicht geschlossen werden, dass es sich um einen freien Warennamen handelt.
Das Werk, einschließlich aller seiner Teile, ist urheberrechtlich geschützt. Jede Verwertung außerhalb der engen Grenzen des Urheberrechtsgesetzes ist ohne Zustimmung des Verlags unzulässig und strafbar. Das gilt insbesondere für Vervielfältigungen, Übersetzungen, Mikroverfilmungen und die Einspeicherung und Verarbeitung in elektronischen Systemen.

Datenschutz
Wo datenschutzrechtlich erforderlich, wurden die Namen und weitere Daten von Personen redaktionell verändert (Tarnnamen). Dies ist grundsätzlich der Fall bei Patienten, ihren Angehörigen und Freunden, z. T. auch bei weiteren Personen, die z. B. in die Behandlung von Patienten eingebunden sind.